家庭预防中风
100 招

主编　　姚勤 伍大华

绘图　　彭怡轩

编写　　徐霜俐 姚婷 刘东亮 雷洋

　　　　蒋军林 邓毫斌 唐云

U0339877

CTS K 湖南科学技术出版社

前言

　　"风、痨、臌、膈"在古代被称为四大绝症，是因为这四类疾病治疗难、预后差、死亡率高。而排在四大绝症之首的"风"，指的就是"中风"，也就是西医所说的"脑血管意外""脑卒中"。该病因发病率、死亡率和致残率都很高，故而与恶性肿瘤、心脏疾病并称为人类的三大杀手。其既严重影响患者的身心健康和生活质量，也给患者家人造成极大的痛苦和经济负担，正所谓"一人中风，全家逼疯"，同时也给国家造成很大的卫生资源浪费。

　　正因为中风治疗难、预后差、死亡率高，所以预防中风发生就显得非常重要，是防治中风的重中之重和关键环节。通过积极的预防，有效地减少、减轻、减缓中风的发生，是完全可以做到的。

　　分析导致中风的原因，其中百分之六十以上是因为不良的生活方式所导致的，因此改变不良的生活方式是预防中风的有效手段，而家庭又是改变不良生活方式的重要场所，所以立足于家庭，从家庭生活的点滴做起，建立起良好生活方式的氛围和习惯，从而有效地预防中风，这也是编写本书的目的所在。

　　本书从中西医两种不同的视角，对中风的认识与预防知识进行编辑整理，尤其是大量采用简便效廉的中医药知识和方法，并结合名老中医多年的临床经验，使读者在家庭日常的生活中，轻松学会预防中风的知识和方法。书中采用图文并茂的表达方式，运用通俗易懂、深入浅出的语言，介绍中风的基本知识和预防的简易方法，使广大群众易于阅读，易于学习，易于掌握，易于运用。

目录

患者可能会留下不同程度的后遗症，主要表现为肢体瘫痪、语言障碍、智力减退、关节僵硬，等等。

中风具有高发病率、高死亡率、高致残率的"三高"特点，其死亡率约占所有疾病的10%，50%～70%的幸存者仍会存在不同程度的肢体活动功能障碍、语言障碍，甚至丧失工作能力，在生活上需专人护理与照顾，给个人、家庭和社会造成重大损失和沉重负担。

综上所述，我们已经了解到，中风是起病急、病情重的严重的脑血管疾病，其死亡率高，幸存者又多遗留后遗症，而这些后遗症又多是致死和致残的重要原因，因此需要重点预防和治疗。在此之前，我们要继续了解中风是从哪里来的，也就是说，为什么会发生中风？要回答这个问题，我们首先要对大脑及其血液循环有个大致的印象。脑的形态大体上分为端脑、间脑、中脑、后脑（包括脑桥和小脑）以及延髓五个部分，端脑就是我们常说的大脑，其余部分除小脑外通常称为脑干。脑的功能非常复杂，脑干是控制呼吸、循环的生命中枢，因此脑干受损常常会危及病人的生命。小脑主管机体的平衡，因此小脑受损主要表现为平衡失常，肌张力、姿态控制和随意运动的不协调。覆盖在大脑最外面的一层是大脑皮质，是掌管人体各种功能的最高级中枢，分为多个功能区，如语言、感觉、运动等。在大脑皮质和皮质下的中枢之间有许多起联系作用的神经纤维，这些纤维绝大部分经过一个叫内囊的结构，虽然大脑的功能分得很散，但这些传导纤维却相对较集中，所以当内囊区受损伤，会产生广泛的影响，例如病人半身的感觉运动功能丧失，还可伴有偏盲。

　　大脑的血液供应由颈内动脉系统和椎、基底动脉系统两个部分构成。颈内动脉系统起自颈总动脉，其组成为眼动脉、后交通动脉、脉络丛前动脉、大脑前动脉和大脑中动脉，其血液供应为眼球及大脑半球前 2/3 和间脑的前部；椎、基底动脉系统起自锁骨下动脉，其组成为小脑下前动脉、迷路动脉、脑桥动脉、小脑上动脉、大脑后动脉，其血液供应大脑半球后 1/3 及脑干、小脑、间脑后部。这两个系统发出的两类分支为皮质支和中央支，皮质支为皮质及其下面的髓质提供营养，中央支深入脑实质营养皮质下的核团和联络纤维。大脑中动脉是颈内动脉分支中最大最重要的一支，它经由脑实质，在穿过脑实质到达大脑表面时，它分出许多细小的与主干垂直的中央支，供应包括内囊在内的深部脑组织；到大脑表面后分出数条皮质支供应大脑半球部分区域，该区域内有躯体运动、感觉和语言中枢。因此，大脑中动脉及其分支如果发生阻塞，对机体的功能有严重影响。左右大脑半球动脉之间和两个动脉系统之间互相连接，形成一个脑底动脉环。健全的脑底动脉环可以充分发挥其侧支循环的作用，沟通脑前、后、左、右的血液供应，因此在某一动脉逐渐闭塞时，在这些侧支循环的作用下可不出现临床症状。如动脉急性闭塞，侧支循环不良，心脏功能不全或血压明显降低时，就会发生脑局部缺血。

人脑有丰富的血液供应，而脑重仅占体重的百分之二左右，安静状态时的脑血流量却为心输出量的五分之一。无论睡觉或觉醒，要维持正常成人的脑功能，每分钟须供应脑组织 500～600mL 氧和 75～100mg 葡萄糖。因此，每分钟流经脑的富含氧和葡萄糖的循环血液需要 1000mL 左右。脑组织本身几乎没有能量贮存，需要连续地由血液供应氧和葡萄糖。若阻断脑的血液循环 6 秒，神经代谢就会受到影响；若阻断 2 分钟，脑的电生理活动停止；若阻断 5 分钟，脑组织会受到损害。脑与身体其他器官不同，它的不同区域有不同的功能，所以几乎任何部位的损害均可引起症状，而不像肝、脾、肾等器官即使发生较大梗死，其余组织可代偿，整个器官的功能可不受影响，因而不出现临床症

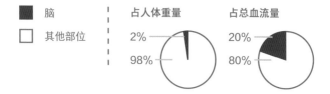

脑	占人体重量	占总血流量
其他部位	2%	20%
	98%	80%

若阻断脑的血液循环

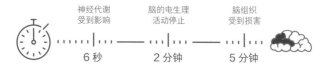

| 神经代谢 受到影响 | 脑的电生理 活动停止 | 脑组织 受到损害 |
| 6 秒 | 2 分钟 | 5 分钟 |

状。当病变发生于脑的供血血管，或因颅内外各种因素导致脑血流减少或中断，从而造成脑组织缺血缺氧时，就会引起脑神经细胞的缺氧、水肿或坏死，同时相对应的症状就会在临床上出现，即脑血管意外的发生，也就是我们所说的中风。由此可见，中风并不是一个简单的、单一的疾病，而是一类疾病的统称。中风的表现取决于受累血管所供应的脑组织的性质、部位及其功能和病变的严重程度。中风的轻症表现为突然语言不利，口眼㖞斜，半身不遂或肢体运动不灵活，肌肤麻木或感觉消失，一般无神志障碍。中风的重症表现为突然昏迷、摔倒，不省人事，或牙关紧闭，两手握拳，颜面潮红，

大汗淋漓，呼吸深而慢，痰声漉漉，或目闭口张，两手撒开，鼻息低微，大小便失禁，半身瘫痪，语言不利或失语，并可迅速导致死亡。

中风发生的病因是多方面的。一般来说，出血性脑卒中的病因有先天性动脉瘤、血管畸形、高血压、动脉硬化等。动脉硬化使血管脆性增高，粥样硬化斑块、动脉瘤及血管畸形等使血管壁出现异常结构。在高血压情况下，尤其在出现某些诱因时，如情绪激动、剧烈活动、大便干结、饮酒等，使血压产生一个突然的升高过程，可能使脑动脉血管破裂，产生脑出血。缺血性脑卒中的病因有动脉硬化、高脂血症、风湿性心脏病、慢性心房纤维颤动、心肌梗死等。脑动脉粥样硬化，使血管内壁粗糙不平，易使血液中的有形成分附着、聚集、淤积而形成血栓，在心脏病的诱因下，阻塞脑血管腔，造成脑组织缺血、软化而出现脑梗死症状。

如果有老年人出现了头痛、肢体感觉异常，甚至肢体活动障碍、口齿不清等表现，尤其是本身患有高血压病、糖尿病或者曾经有中风病史者，更需要警惕和重视，首先应考虑有中风的可能，应立即送往医院进行诊断和治疗，如出现肢体偏瘫、偏盲、昏厥等严重情况，应马上令患者平卧，保持稳定情绪，拨打"120"迅速送至医院抢救。作为家属需要在此时保持冷静，千万不要惊慌失措，要让患者平卧的同时，去除枕头，将头偏向一侧，如患者有呕吐及昏厥的症状，应及时清除口鼻的呕吐物及分泌物，防止昏迷患者因呼吸道阻塞而发生窒息。患者家属应避免随意搬动病人，因为患者如果被错误地搬运，会因体位的变化导致血压出现波动，同时还会令患者的精神紧张。不要小看患者出现的精神紧张，这种精神紧张会加重脑血管的痉挛，导致血压迅速大幅度的升高，使本来没有发生脑出血的患者发生脑出血。在运送患者至医院的路途中，需要尽量避免颠簸及震动，如果使用救护车，最好将担架保持抬起来

若出现中风症状

平卧 / 去除枕头 / 将头偏向一侧
紧急拨打"120"

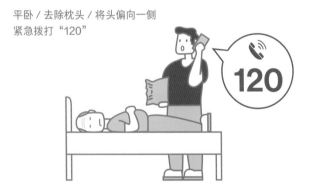

的状态，以免汽车在行驶过程中因出现震动而加重患者出血。同时，我们需要注意合理地使用家庭自备治疗药物，不可在没有确定中风类型的情况下滥用药物，因为治疗缺血性脑卒中和出血性脑卒中的用药是不同的。如果患者的血压很高，可口服降压药，但不能服用太多，以免血压波动太大，使中风的病情加重。病人及家属应注意不可随便使用家庭备用"保健盒"中的药物来作为急救药品，因为"保健盒"里面的药物是专为心脏病人配备的，其中的扩血管药（如硝酸甘油等）会加重脑出血。

中风一般病程很长，有的患者整个后半生可能都要受其困扰，中风在急性期一定要及时送医院治疗，那么在恢复期和后遗症期该怎么办呢？是一直住院治疗，还是干脆不治了，任其发展或者任其自愈？专家认为，恢复期和后遗症期一定要治疗，但是这时候的治疗措施与急性期大不相同，患者无需住院治疗，但我们要掌握一些治疗方法，如本书介绍的艾灸、按摩、刮痧、拔罐、敷贴、熏洗、偏方验方，同时配合运动疗法、音乐疗法、心理调护等，在家中给自己或亲人进行康复治疗，促进中风的恢复。

中医有句话说得好："未病先防，既病防变。"就是说如果在平时加强预防，就可以减少生病的机会；如果已经得病了，经过积极治疗可以防止其变生他病。希望通过本书使广大读者对中风病有进一步的了解，掌握防治中风病的常用疗法，在中风之前了解中风的先兆症状及发生发展规律，在中风之后积极治疗并预防并发症，以促进后遗症的恢复，真正做到"未病先防，既病防变"。

中风在我国的发病率有多高？

我国是一个幅员辽阔的国家，各地区人口构成、地理环境、经济状况、气候条件等方面都有很大的差别，因此，各地区中风的发病率、患病率和死亡率不尽相同。中风多发生在中老年人群中，其发病率从 50 岁开始随年龄的增长而明显增多，近年来甚至有中风年轻化的趋势。随着我国人口老龄化程度的不断增高，老年人比例也在逐渐增长，由此可见，中风发病率会越来越高。中风不仅发病率高，而且还有其他"三高"——复发率高、致残率高、死亡率高，其并发症也多，不仅给患者本人带来躯体的痛苦和精神的压力，而且增加了家庭、社会的负担。因此，中风的危害性在我国日益突出，它对国民的生命健康已构成了严重威胁，已经引起国民个人、家庭乃至整个社会的高度重视。

　　中风的发病率是怎样的呢？首先我们来了解一下发病率的定义。发病率是指一年内在每十万人口中新发疾病的频率。脑血管疾病是威胁人类生命健康的常见病和高发病，据我国大规模人群的调查结果，中风的发病率为（109.7～217）/10 万，患病率为（719～745.6）/10 万，死亡率为（116～141.8）/10 万，占所有疾病死亡人数的百分之十左右。世界卫生组织（WHO）的统计资料显示，中风是目前人类疾病除缺血性心脏病外的第二大死亡原因。我国的调查表明，在中风的存活者中，仍有半数到七成的患者遗留有瘫痪、失语等重度残疾，给社会和家庭带来沉重的负担。

中风主要发生于中老年人，其发病率在 45 岁以后随着年龄的增加而相应地增加。55 岁以上的人群，其年龄每增加 10 岁，中风的发病率就相应地增加约 1 倍。随着我国人口老龄化程度的不断攀升，老年人的构成比例在我国人口总数中也逐渐增加，中风发病率也会越来越高。近年来，中风的发病年龄有逐渐年轻化趋向，20～40 岁发生脑卒中者逐年增多。

根据国外的统计资料显示，中风以缺血性脑卒中为主，脑梗死占六到八成，而除日本外，各国脑出血占两成以下。国外的统计数据与我国的尚有出入。虽然在我国仍是脑梗死的病例较多见，但脑出血患者所占比例是明显高出国外的。

从地域角度分析中风的发病率，有数据显示，在我国，中风的发病率、患病率和死亡率均有由南向北逐渐增高的趋势。若将中国分为东北、华北、华东、西北、华中、华南、西南 7 个大区，则中风患病率以东北（433.82 / 10 万）、华北（379.14 / 10 万）和华东（208.93 / 10 万）较高，华南（162.66 / 10 万）和西南（118.20 / 10 万）较低。在东北，中风发病率为 172.68 / 10 万，在西南则为 79.82 / 10 万。中风死亡率东北为 92.74 / 10 万，西南为 60.68 / 10 万。同时发现，中风的发病率、患病率和死亡率随着纬度的升高

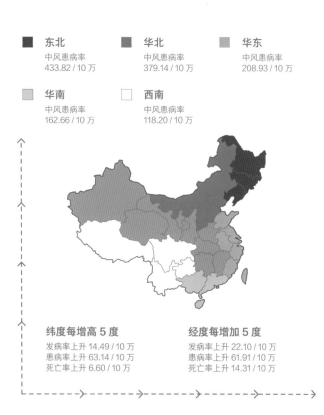

东北
中风患病率
433.82 / 10 万

华北
中风患病率
379.14 / 10 万

华东
中风患病率
208.93 / 10 万

华南
中风患病率
162.66 / 10 万

西南
中风患病率
118.20 / 10 万

纬度每增高 5 度
发病率上升 14.49 / 10 万
患病率上升 63.14 / 10 万
死亡率上升 6.60 / 10 万

经度每增加 5 度
发病率上升 22.10 / 10 万
患病率上升 61.91 / 10 万
死亡率上升 14.31 / 10 万

而上升。从南向北，随着纬度的每增高 5 度，中风的发病率就会相应地上升 14.49/10 万，同时，患病率上升 63.14/10 万，其死亡率也上升 6.60/10 万。例如中风患病率在北纬 25 度以南地区为 123.88/10 万，北纬 30～35 度地区为 208.98/10 万，北纬 45 度以北地区为 411.81/10 万。不仅是在纬度上，在经度上中风的发病率也有一定的规律可循。比较东西地区可以发现，中风的发病率、患病率和死亡率均有从西向东越来越高的趋势。中风的发病率、患病率和死亡率在不同经度地区，会随着经度的增加而相应的上升。从西向东，随着经度的每增加 5 度，中风的发病率会相应地上升 22.10/10 万，患病率上升 61.91/10 万，其死亡率上升 14.31/10 万。例如中风患病率在东经 95～100 度地区为 120.09/10 万，110～115 度地区为 234.48/10 万，东经 125 度以东地区为 551.86/10 万。中风发病率在东经 95～100 度地区为 54.06/10 万，东经 125 度以东地区为 207.57/10 万。中风死亡率在东经 95～100 度地区为 32.29/10 万，东经 125 度以东地区为 133.38/10 万。调查还发现，在不同海拔高度地区中风的发病率、患病率和死亡率均有随着海拔高度的升高而降低的趋势。海拔高度每升高 500 米，中风发

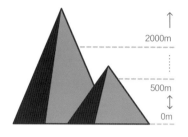

海拔 2000 米以上
发病率 71.59/10 万
患病率 108.74/10 万
死亡率 53.31/10 万

海拔 0 ~ 500 米
发病率 122.11/10 万
患病率 286.76/10 万
死亡率 86.59/10

病率降低 13.00/10 万，患病率降低 45.00/10 万。例如在海拔 0 ~ 500 米地区和 2000 米以上地区，中风的发病率分别为 122.11/10 万和 71.59/10 万，患病率分别为 286.76/10 万和 108.74/10 万，死亡率分别为 86.59/10 万和 53.31/10 万。

比较城乡地区发现，从高到低排列中风的发病率和患病率依次为：大城市、中等城市、小城市和农村，在大城市中，市区高于郊区。统计显示，中风患病率大城市为 454.07/10 万，中等城市为 303.96/10 万，小城市为 226.74/10 万，农村为 173.21/10 万。中风死亡率大城市为 134.82/10 万，农村为 63.87/10 万。

在时间分布上，中风的发病和死亡的季节性高峰在冬季 1 月份。在人群分布上，中风的发病率男女构成比，男性的发病率显著高于女性群体，男女中风发病

：

男女发病率之比

1.5 : 1

15-20 岁
发病率 0.83 / 10 万
死亡率 0.33 / 10 万

45-50 岁
发病率 73.23 / 10 万
死亡率 36.45 / 10 万

80-85 岁
发病率 1218.37 / 10 万
死亡率 1226.91 / 10 万

率之比为 1.5:1，患病率之比为 1.5:1，死亡率之比为 1.51:1。在年龄分布上，中风的发病率，患病率和死亡率均随着年龄的增长而呈上升趋势，例如中风发病率 15～20 岁为 0.83/10 万，45～50 岁为 73.23/10 万，80～85 岁为 1218.37/10 万。中风死亡率 15～20 岁为 0.33/10 万，45～50 岁为 36.45/10 万，80～85 岁为 1226.91/10 万。

中风的
危害程度？

中风是一种对人类生命健康具有严重危害的疾病之一，于中老年人多发，中风的发病率、死亡率、致残率都比较高，目前关于中风的治疗也尚缺乏特效的药物治疗，因而在医学界中风一直是一大难题，它的危害可以总结为以下几个方面。

1. 高发病率及高复发率

中风发病率的定义是指一年内中风新发病人数在每10万人口中的比例数。分析我国中风发病率的统计数据，可以总结出中风的发病率有以下几个特点：发病率随年龄增高而增高；男性发病者居多；城市患者多于农村；北方患者多于南方。

中风的复发率亦很高，据数据资料显示，约有四成的中风患者于发病后2~5年内再次复发。有人对362例患者随访5年以上，结果显示有32%的患者出现复发的情况，其中复发1次者占74%，2次者占21%，3次者占4%，4次者占1%；一年内复发者占30%，1~3年内复发者占25%，3~5年内复发者占16%，5年以上复发者占29%。在各类脑血管疾病中，蛛网膜下腔出血的复发率居于榜首，达18%~38%。

态或情绪不稳、焦虑抑郁的状态，如此长期下去，造成精神萎靡、疲倦乏力、失眠多梦、食欲不振等，加上过度疲劳，使身体处于亚健康状态，身体素质差，体质虚弱，进而容易诱发中风。同时不良的生活方式及饮食结构均可以促使脑动脉硬化的发生和发展，也可导致中风的发生。所以，中风发病的年轻化趋势也应引起人们的高度重视。长期吸烟，大量饮酒，高脂肪、高盐、低钙的饮食都是不好的生活饮食习惯，需要及时纠正，认真对待。

与癌症、心血管疾病以及其他疾病不同，中风最严重的危害在于它的高致残率。我国存活的中风患者数量庞大并逐年累积递增，其中七成以上不同程度的后遗症患者中，仍有四成以上的重度致残者。我国社会的人群结构如今正快速向老龄化发展，预计今后30年左右达高峰。到那时，60岁以上老年人口将占总人口的四分之一。同时，由于我国自20世纪70年代开始实行计划生育政策，至今年轻人的比例明显减少，一般家庭人口为4：2：1结构，即4个老人，2个中年人，1个年轻人。这种家庭结构，会因中风多发生于中老年人而具有相当高的风险，其家庭中出现脑血管疾病患者的概率较大。由此可见，中风的危害巨大，会给个人、家庭和社会造成重大负担，我们唯有更清楚地认识脑血管病的危害，重视疾病并及早预防，才能使您本人受益，为家庭乃至整个社会减少负担。

中风是
怎么形成的？

从中医角度讲，中风的形成，是一个内外因素相合的结果。中风在祖国医学里历代均为风痨臌膈四大难症之首，在当今世界也是治疗难题之一。经过祖国医学历代医家的总结和归纳，中风的中医发病机制多考虑为风、火、痰、瘀、虚、气、血等因，以肝肾阴虚或元气虚损或血瘀阻滞或气血不畅为基本病理特点，脏腑功能失调为发病的关键所在，其他诱发因素，如过劳，七情失调，寒热刺激，饮食不节，或偏嗜肥甘厚腻，酗酒，形体肥胖或瘦弱，或气候突变，或纵欲过度，或环境污

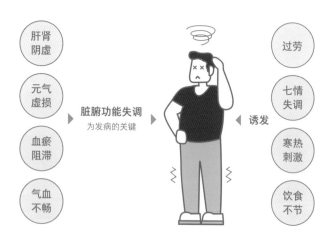

2. 血液流变学异常

血液黏度升高致使血液浓缩。

血液动力学异常如低血压、放射病。

血液成分异常：

各种栓子如风湿性心脏病伴房颤附壁血栓脱落、减压病、长骨骨折脂肪栓子、空气栓子等。

红细胞异常如红细胞增多症。

血小板异常如血小板积聚度升高、血小板增多症。

白细胞异常如白血病。

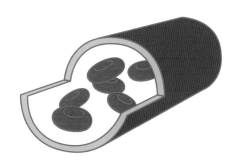

中风的病因

| a 动脉损害 | b 血液流变学异常 |

凝血因子异常如弥散性血管内凝血、高凝状态等。

一些继发因素肿瘤如癌栓子、肿瘤坏死或侵袭动脉出血。

常见的中风危险因素有：高血压、糖尿病、肥胖体质、吸烟、久坐、口服避孕药、短暂性大脑缺血发作、父母中风史、偏头痛等。

中风有
哪些分类？

根据病变脑血管的不同情况，脑卒中可分为缺血性和出血性两类。由各种原因造成的脑血管阻塞，称为缺血性脑卒中，包括短暂性脑缺血发作、脑血栓形成和脑栓塞，后两者可合称为脑梗死。由于各种原因导致脑血管破裂进而血液流入脑组织而引起的病变，称为出血性脑卒中，包括脑出血和蛛网膜下腔出血。脑出血是脑实质内的血管破裂，而大脑表面的血管破裂，导致血液流入蛛网膜下腔，则称为蛛网膜下腔出血。下面我们就这几类疾病分别叙述。

1. 短暂性脑缺血发作

简称 TIA（Transient Ischemic Attack），即人们常说的小中风。是指短暂性的脑血流供应不足所致的脑功能障碍，其突然发病，症状会有偏身感觉障碍、活动障碍、偏盲等类似中风发病症状，其持续时间几分钟到几小时，但在 24 小时内可以完全恢复正常，不会遗留后遗症。

TIA 的发病是由于某些原因使颅内小动脉管腔突然堵塞或缩小关闭，血流量降低，局部脑组织发生缺血缺氧，所出现临床症状；但在不可逆性的损伤作用于脑组织之前，脑血管若可以重新恢复通畅，使脑组织缺血得以纠正，则其临床症状可以在 24 小时内完全消失。发生这种情况的可能机制是阻塞血管的栓子非常小，容易溶解消失或被血流冲入血管末梢，使症状缓解。这些小栓子常常是由大动脉粥样硬化斑块破裂，沉积的血小板和胆固醇结晶脱落，包括颈内动脉和椎基底动脉斑块内的物质脱落形成的，并且非常容易随血流进入颅内，引起小动脉闭塞。另外因椎、基底动脉有动脉粥样硬化并形成斑块而导致血管腔狭窄，当椎动脉行走在颈椎横突孔内时，由于椎动脉本身在此生理结构下易受颈椎病病变和颈部活动的压迫及牵拉的影响，当颈部突然活动时可暂时性地阻断椎基底动脉的血供，造成一过性缺血。

发生缺血的脑组织部分通常没有特异性的病理改变。有的患者做动脉造影或者血管成像，会在主动脉弓、颈动脉等处发现动脉粥样硬化斑块、狭窄等，是引起发病的可能病因。

本病于中年以后多发，男女性发病比例约为 2∶1，短暂性脑缺血发作可以依据临床表现的不同，分为两类，即颈内动脉系统 TIA 和椎、基底动脉系统 TIA，前者较后者多见。如病变累及颈内动脉系统，其临床表现主要为一侧肢体的运动障碍和感觉异常，如麻木等，还可伴有语言障碍，其中偏盲即一侧视力的缺损，是颈内动脉系统 TIA 特有的表现；如病变累及椎、基底动脉系统，最常见的症状为眩晕，可伴视野缺损和复视，还可有平衡及协调运动障碍等，但很少有耳鸣症状，可以与梅尼埃病加以区分。

TIA 本身的危害性较小，但约三成的 TIA 病人在发作后 1 至 5 年内发生脑梗死及心血管病的概率远远高于一般人群，颈内动脉系统 TIA 比椎、基底动脉系统 TIA 更易发展为完全性中风。所以一般认为 TIA 是中风发生的重要危险因素和报警信号，因为 TIA 的发作说明全身血管已有了发生脑梗死的基础和可能。所以 TIA 一旦发生，应高度重视。

2. 脑血栓形成

又称动脉血栓形成性脑梗死，其发病是由于脑动脉管壁发生病理性损害，形成血性栓子，随血液流动而使血管管腔狭窄甚至堵塞，从而引起局部的脑组织坏死。它在各类中风中发病率最高，约占 70%。

引起脑血栓形成主要有三方面的因素，即动脉管壁病损、血液成分改变、血流速度改变，其中血管壁病损是最主要的。粥样硬化，即内膜表面隆起的斑块，而当动脉管壁破损，内膜下细胞暴露于血流，常引起动脉粥样硬化斑块的破裂。斑块的破裂使血小板黏附于此处，进而形成一个附壁血栓，随后通过一系列反应，红细胞进一步在此黏聚，血栓越来越大，最后完全阻塞血管。并且还可能越过血管分叉处，把另一支血管也堵住。因为血栓形成是一个逐渐发生的过程，假如在这过程中形成足以代偿血供的侧支循环，就可以完全没有症状。如果发生较快，或代偿机制不是很好，就会发生脑缺血，一开始是较轻的脑供血不足的症状，随着脑血栓的发展，病情会进展。血栓好发部位以颅底大血管、大脑中动脉及其分支、基底动脉及颈内外动脉分叉处为多见。

血管壁出现大量结缔组织，管腔内出现大量血小板、红细胞、纤维细胞。梗死灶在急性期中央区为坏死组织，周围是水肿区。后期坏死组织液化、吸收，形成囊腔。脑梗死一般发生于高龄，有些在睡梦中发病，醒来时发现半身肢体瘫痪。白天发病的人先有头晕、眩晕、肢体麻木无力等前驱症状，在数小时或2~3天内症状逐渐加重，然后趋于平稳。以后由于侧支循环的建立，梗死区周围的水肿消退，症状可逐渐减轻。有一部分病人如果血栓不断扩大，阻塞了供脑的动脉血管，症状由轻变重，脑组织会因缺氧而产生严重损伤，病人可出现意识障碍，甚至死亡。

3. 脑栓塞

是指来自身体其他部位的栓子沿血液循环进入脑动脉，阻塞脑血管，引起脑组织缺血坏死。包括各种不溶解于血液中的固体、液体或气体，如血凝块、脂肪滴、空气等。

来源于心脏的栓子最多，所以一般分为心源性和心外源性。心源性栓子占脑栓塞的60%～80%。各种心脏病都有产生栓子的可能，其中风湿性心脏病瓣膜赘生物及附壁血栓脱落最为常见，心内膜炎和心律失常的患者也常常有附壁血栓脱落，较少见的有心房黏液瘤、心肌病等。心外源性中动脉粥样硬化斑块、动脉炎、动脉瘤及其伴发的血栓形成是栓子的主要来源。栓子易于进入脑动脉，也会进入其他器官或四肢的血管，但由于大脑循环量大，脑动脉的侧支循环不易建立，加上脑组织对缺血敏感，所以脑的栓塞多于其他部位。

栓子特别容易进入大脑中动脉的皮质支或中央支。可以在动脉管腔中发现各种性质的栓子。不少尸解病理

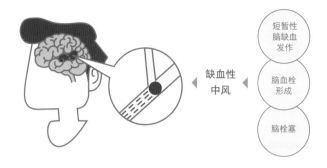

找不到栓子，可能由于栓子很小，或已在生前或死后溶解、碎裂。梗死灶与脑血栓形成的病理结果相同。

脑栓塞有以下几个临床特征：①起病急骤，在缺血性脑卒中，以脑栓塞发病最快、最突然，常无任何前驱症状，并且症状很快达顶峰。②年龄、性别视病因而异，如栓子来源于风湿性心脏病，以年轻女子多见；如栓子来源于动脉粥样硬化、冠心病、心肌梗死时，多见于中老年。③脑部症状多数表现为颈动脉系统，特别是大脑中动脉系统闭塞症状，为偏瘫、失语、偏盲、局限性癫痫发作，或偏身感觉障碍。④多数人可以在发病时查出原发疾病的病史、症状或体征。

4. 脑出血

指原发于脑实质内的、非创伤性的出血，常形成大小不等的脑内血肿。脑出血患者往往见于有长期高血压史、脑动脉硬化的人，是死亡率和致残率极高的一种疾病。

正常动脉可承受 600 毫米汞柱（80 千帕）以上的压力而不致破裂。但与其他部位的动脉相比，脑动脉的管壁较薄。在长期高血压情况下小动脉发生硬化，一些经常承受高压的部位，如供应深部脑组织的穿通支，因与主干呈直角分出而承受较大的压力冲击，可形成微动脉瘤，当血压突然升高时易破裂，造成脑出血。动脉粥

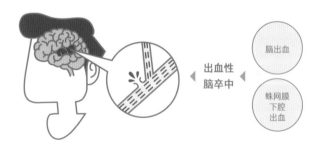

样硬化有的也可波及小动脉，使管壁变形，动脉周围组织缺血、坏死，在血压升高时可破裂出血。

80%的脑出血灶位于内囊—基底节区，血液可破入脑室或蛛网膜下腔；另有20%的脑出血原发于脑干和小脑。血肿随病期变化，可凝固、液化形成囊腔。急性期血肿周围的脑组织水肿明显，可使大脑半球体积增大，向对侧移位形成脑疝并压迫脑干，常为脑出血致死的直接原因。

脑出血好发于55岁以上中老年人，男女相近。大多有高血压、头晕、头痛病史。常在情绪激动，活动用力时突然起病，出现昏迷、偏瘫、呕吐等。病情进展迅速，症状多在数小时内达到顶峰。少数病人的肢体瘫痪和意识障碍可在数小时至1~2天内进行性加重，最终偏瘫、昏迷。

脑出血的急性期死亡率虽高，但如能及时抢救、合理治疗、坚持康复训练，半数或更多的病人能得以存活。预防脑出血的发生和再发，需在中风前后定期检查，积极治疗原发性疾病，特别是及早发现和治疗高血压病。

5. 蛛网膜下腔出血

是一类由多种病因引起的出血性脑卒中。

主要是位于颅内脑底部的先天性动脉瘤、动脉硬化性动脉瘤和脑浅表部动静脉畸形等血管病损日渐发展，血液在极其薄弱的管壁处发生渗漏，甚至于血压骤然升高时出现破裂、出血。血液流入蛛网膜下隙，刺激脑膜和血管，使脑动脉痉挛，严重时引起脑梗死或脑干缺血，使病情加重甚至死亡。

任何年龄均可发病，但多数在 30 岁以上。蛛网膜下腔出血的发生往往没有前驱症状，用力或情绪激动时突然发病，临床表现为血液刺激脑膜的脑膜刺激征，可出现剧烈头痛、恶心、喷射状呕吐等症状，约五成的患者伴有意识障碍。若脑干缺血，可出现脉搏、呼吸变慢，甚至突然呼吸停止而死亡。动脉瘤破裂易在 2~4 周内复发，经血管造影检查适于手术者，应争取早日手术以防再发。

中风有没有先兆?

一旦患上脑中风，不但个人受罪，还会给家庭增加负担，如能做好预防就会减少许多痛苦。尤其是患有原发性高血压、动脉硬化、高脂血症及糖尿病的患者，这些疾病本身就是诱发中风的危险因素，更应多加注意。

　　中风多为突然发病，但是，中风是有先兆的。如果我们认真观察，就不难发现，在中风发生的数分钟、数小时或数天前，有一些提示中风即将发生的预兆。中风发生的预兆症状即为中风的先兆，中风先兆期的症状提示着中风发生的可能，这些症状可以轻，可以重，也可以由轻到重逐渐变化，症状轻者可称之为小中风，症状重者发展为大中风即脑卒中。古今医家多认为中风的先兆症状可为风中经络，以虚火、风、痰、瘀立论，临床上认为其主要病机是痰、瘀阻于脑络。病因考虑为人到中年，精气渐衰，气血耗损或癸水亏虚，水不涵木，则肝风内动；或脾失健运，聚湿生痰，痰浊瘀阻脉络脑窍；或因气虚血瘀、脉络瘀阻，等等，均为中风发病的基础。劳累过度、气血亏虚，或事不遂心、肝郁失舒，或纵欲过度、肾精亏耗，或过食肥甘、脾胃受损等，均可导致气血逆乱，或横窜经络，或逆势上扰清空，脉络受阻，脏腑气血阴阳失调，向中风发展而表现出其先兆症状。中风之病，主要由于平素将息失宜，导致内在气血亏虚、阴阳失调，偶受外来因素刺激而诱发。犹如千里之堤毁于蚁穴。故中风一旦发作，多难以治愈，尤其是脑卒中昏迷程度深者，更是预后不佳，虽经抢救，后遗症却不能在短期内消失，且有复中的可能性。

中风的先兆主要有以下几种。

（1）突然发生的单侧颜面部麻木或单侧肢体乏力，或突然口角㖞斜、口角流涎不能自控。产生的原因考虑为颈内动脉系统供血不足，导致支配患侧的面部、肢体的自大脑皮层到脊髓的神经通路受到损害，进而出现先兆症状。

（2）突然发生的言语困难，或无法听懂旁人言语。产生的原因是营养皮层语言中枢的大脑中动脉供血不足，进而产生了影响出现失语。

（3）突然感到眩晕，视物摇晃，站立不稳。产生的原因是营养支配平衡功能、小脑等的椎、基底动脉供血不足。

（4）突然出现听力障碍，如耳鸣如蝉、耳胀、耳闭，甚至耳聋。

（5）突然出现的意识不清、视物模糊或嗜睡，通常持续时间短暂，短时间内可以消失，但是有反复发作的可能，并且每一次的再发作都在逐渐加重。这是中风的典型前兆，以缺血性脑卒中多见，少数出血性脑卒中也可发生。

（6）突然发生的剧烈头痛，往往不同于寻常出现的头痛，痛势难以忍受，并逐渐由间断性变为持续性，可伴有恶心和喷射状呕吐。产生这种现象的原因是颅内动脉内压力骤然升高，血管壁的痛觉感受器受到刺激而出现。这往往提示脑出血、蛛网膜下腔出血的可能，需要引起高度注意。

（7）"剃须修胡征"。往往在晨起修面刮胡时发现，患者手持剃须刀，在头向一侧转动时突然感到上肢无力，剃须刀从手中脱落，甚时可伴有言语不清，经过短暂时间后又恢复自如。

（8）不明原因的反复鼻出血，或因为便秘、排便时用力屏气，使腹内压力增大，血管内压也随之增加，极易造成血管破裂出血。这种原因造成的鼻出血，有出血时间长，鼻腔两侧交替出血等特点，鼻出血不能自行停止者，一般需住院治疗。老年人便秘引起鼻出血，说明其血管硬化及高血压程度较重，已接近脑出血性中风的临界点。有关资料报道，老年人鼻出血后，有50%~80%的人在1~6个月内会发生出血性脑卒中，即脑出血。鉴于此，可以确切地说，如能排除外伤、炎

中风的主要先兆

突然发生的麻木

突然发生的言语困难

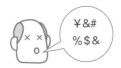

突然感到眩晕

突然出现听力障碍

突然出现的意识不清

突然发生的剧烈头痛

"剃须修胡征"

不明原因的反复鼻出血

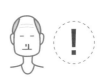

中风有没有先兆？

症因素，老年人鼻出血多数是脑出血发生的早期信号之一。

下面我们来分析一下上述的中风先兆症状产生的原因。

支配运动系统、语言中枢等的神经功能失调，是导致中风先兆产生的最常见原因。而这些神经功能失调主要考虑是由于相应的脑部区域血液供应不足，导致脑部缺血缺氧，从而使相应的运动系统、语言中枢等功能失调，进而表现出一系列的异常症状，如突发口角㖞斜、流涎不止、言语困难、讲话不清、词不达意、吞咽困难、单侧肢体无力或活动障碍、手不能持物导致物体滑落、走路不稳甚至摔倒，也有部分患者出现肢体痉挛或肌肉的跳动等。

当正常人在工作劳累或者失眠后，会出现头痛或头昏沉、头晕，甚至身体乏力，但这样的头痛头晕是有区别于中风先兆症状的头痛头晕的。中风先兆的头痛，表现为疼痛的性质和程度与平素不同，疼痛的性质往往是由间断性向持续性疼痛转变，疼痛的程度也较重，且头痛头晕的发作与血压的波动相关联。如果头痛固定在某处可能提示中风的性质为脑出血或蛛网膜下腔出血。

中风先兆出现感觉功能障碍是由于脑部的感觉器以

及感觉神经纤维因脑部相关区域供血不足导致缺氧缺血所致，常表现为舌麻、面部麻木、嘴唇麻木，或者单侧肢体麻木，有蚁行虫爬感等，或有肢体疼痛感；还有的患者突然出现短暂的视物模糊或失明，也有部分患者突然出现听力障碍，如耳鸣、耳聋等。

中风先兆出现精神意识异常常表现为嗜睡，头昏，身体乏力，但不是过度疲劳所致，这是脑供血不足导致的先兆症状。也有的患者表现为睡眠障碍，或者性格变化，如性格孤僻、表情淡漠、反应迟钝、沉默寡言或烦躁多话等，部分患者会出现短暂的意识丧失或智力障碍，甚至丧失正常的判断力，出现胡言乱语等，这些均与相关功能的脑部区域供血不足有关。

还有一类先兆症状，表现为全身乏力、出冷汗、心悸、胸闷、低热、胃部不适、呃逆、呕吐、恶心等，这类症状类似于自主神经功能紊乱的症状，在临床中较为少见，并不具有特异性，它们产生的原因考虑为血管本身的病变或血压波动，影响脑部的血液供应而导致。

如果出现了中风的预兆，要避免紧张，尽量保持情绪平稳，应当卧床休息，同时注意观察血压变化，根据血压情况合理使用降压药，不可盲目服药，应及时就医，以免发生中风。

尽管中风是有先兆的，但是在临床中仍有约三成患者在发病前几乎没有任何症状表现。中风先兆症状的出现与否，与病变性质和程度相关，也与患者本身的感觉及敏感性相关，有很多时候中风先兆症状已经出现，但患者却不以为意，先兆被忽略，造成不可逆转的悲剧。因此，了解和掌握有关中风先兆的一些基本知识是非常重要的，让人们及早发现中风的可能，及早采取治疗措施，防患于未然。

中风是否可以预防？

随着社会，经济的不断发展和进步，人民生活水平的不断提高，人口老龄化的问题也越来越突出，中风的发病率也越来越高，不仅中老年人的发病率有所增加，而且青壮年患者的比例也有增加的趋势。中风不仅给个人、家庭造成了生活、工作及经济等诸多方面的影响，而且给社会也带来了相当巨大的负担，美国每年因中风造成的经济损失和医疗费用达 3.3 亿美元以上。如此之高的费用，不由令人联想到怎样才能找到真正防治中风的上策。东汉名医张仲景认为"上医治未病之病"，因此有效地预防中风才是上上策。

脑中风是否可以预防呢？答案是肯定的，脑中风是可以预防的。

美国曾在肯塔基的农村进行了为期 5 年的中风危险因素——高血压的干预和卫生宣传教育，并在另一地理位置相似的毗邻县设计了两个对照组。5 年后的结果表明，经过干预、宣传教育的两个社区人群，平均收缩压、舒张压都有了明显的降低，高血压得到有效控制，心、脑血管疾病分别降低 26% 和 24%，对照组仅降低了 9%。芬兰在 Kanelia 地区开展了人群健康保健工作，范围包括 18 万人口，大多数人是农民和林业工人。1972—1977 年，针对控制高血压、减少吸烟、减少脂肪饮食、降低肥胖、增加进食蔬菜量等内容，成立了12个健康教育中心，目的在于创造一个健康的环境，降低脑血管疾病的发病率。5年之后，再次抽样调查结果表明，社区人群抗高血压药治疗者比例增加到45%，25～59岁人群中，接受干预和宣传教育组，在减少吸烟量、降低胆固醇摄入、降低高血压、减少脑血管病死亡与发病率等方面，与对照组做比对均有明显差异。在医疗费用高于4万美元的患者中，干预宣传教育组每人可平均减少1万美元的医疗费开支。这一方案推广到法国和美国宾夕法尼亚州后，也同样证明是有效的。

日本的研究也证实，脑血管病的发生与饮食中摄盐量过多有关，而遗传、饮酒等是次要因素，因此日本加强了降低摄盐量的宣传教育。加之生活现代化，家用电冰箱的普及，以冷冻保鲜食品取代了传统的盐腌法保存食品的方式，客观地起到了预防脑血管病的作用。

我国有学者在1981—1984年对上海部分地区5万多人进行综合预防工作，结果显示，脑血管的预防保护作用较好，保护率达66.52%，平均效果指数达2.99。

中风是很早就伴随人们生活而存在的疾病。随着对中风研究的深入，其发病机制、危险因素等不断被提出来，中风的救治技术及康复治疗也日趋完善。尤其是对中风相关的危险因素的研究，使得如何有效预防中风成为可能。俗话说"没什么别没钱，有什么别有病"，这充分表达了民众对远离疾病、保持健康的渴望。如何才能远离疾病呢，大家知道高血压、糖尿病、中风等疾病都与不良生活习惯有很大关系，故有时也称这些疾病为生活习惯病，也就是首先要长期保持良好的生活习惯，这样大大提高了远离疾病的可能性。为了有助于大家认识中风、预防中风，更好地维持健康生活，远离疾病。医学界越来越重视预防中风的重要性，大量的医学工作者投入到从各个方面探索预防中风措施的工作中来，按照目前的医学水平，中风的预防逐渐成为可能，越来越多预防措施已被证明合理有效。

根据中风的发病规律、特点、先兆、实验室检查，可以预测中风。当各种中风先兆出现，立即采取防治措施，能避免或减少中风的发生。如糖尿病患者平时要重视血糖、血脂、血黏度的控制，经常用些活血化瘀的药物，能降低血液的"黏、稠、浓、聚"，达到预防中风的目的。又例如，自从降压药问世后，世界各国因高血压所致脑出血的发病率有了明显的下降，这些都说明中风是可以预防的。当然中风的发病因素有很多，有内在的、遗传的，特别是外界的因素等，所以预防中风的措施必须是综合性的，而且要认真对待，处理得法，不可忽视。

中风的预防工作一直是我国医疗工作的重中之重，予以了高度的重视，对于中风的预防，我国提出了三级预防的方案，实践证明，确实行之有效。那么什么是三级预防呢？三级预防就是通过三个不同的阶段来阻断中风的发生，一级预防是源头预防，主要针对中风的病因以及危险因素进行防治；二级预防是对已有中风或TIA病史的个体再发中风的预防；三级预防是针对中风后期的预防，针对肢体瘫痪、言语障碍、认知障碍、心理问题的康复治疗为主。

采取合理的预防可有效阻止大多数病人中风的发生：

1. 积极治疗原发病

从引发中风的原发性疾病入手，如原发性高血压、动脉硬化、糖尿病、冠心病、高脂血症、肥胖症等。在诸多危险因素中，以高血压为危险之首，所以防治高血压是预防中风的一个重要的中心环节，而控制血压即成

积极治疗原发病

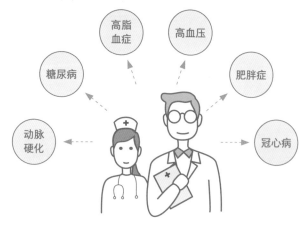

为预防中风的第一道防线。长期的高血压加大了动脉硬化的风险，使动脉血管壁增生增厚而硬化。吸烟者的烟碱作用，肥胖者进食高胆固醇食物，都会加速中风的进程。所以定期检查，合理饮食，有效控制血压、血糖、血脂十分重要。

2. 积极控制中风先兆症状

中风的先兆症状，高度预示着中风发生的可能，积极控制治疗中风先兆和短暂性脑缺血发作是预防中风的一个关键环节。一旦出现高度怀疑的中风先兆，特别是出现短暂性脑缺血发作，就应该立即送往医院予以系统治疗，才能有效避免或推迟发生完全性中风。

3. 合理安排日常生活起居

诱发中风的因素有很多，往往是我们日常生活中时刻存在的，如情绪的波动、过度疲劳、猛然用力、气候突变、过度用脑等。因此，合理安排日常生活起居，注意自我观察和调理，及时有效地采取各种防范措施，消除或避免这些因素对机体的影响，可预防、减少中风的发生。

4. 培养合理膳食

从生活细节入手培养合理膳食、健康搭配的饮食习惯。杜绝高热量、高脂肪、高盐的食物，可适量进食瘦肉，少吃动物油等油腻的食物，但需要保证蛋白质的摄入量，进食鸡蛋以及豆制品和鱼、虾等。保证微量元素的摄入，要多食新鲜蔬菜水果。忌过饥过饱，不吸烟，少饮酒或不饮酒。

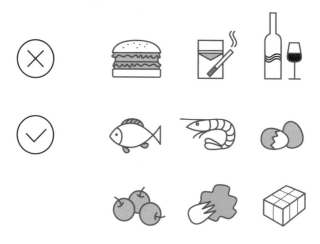

5. 从事体育锻炼

从事体育锻炼可提高机体的抵抗力，增强抗病能力，还可改善血管弹性以及脑的供血情况，对中风的预防具有重大意义。但运动的量需要因人而异，而且要循序渐进，不可过量运动，反而损害健康。可以首选慢走、体操、打太极拳等较缓和的运动方式，避免过度疲劳、用力过猛等。另外，良好的精神状态的保持在日常

体育锻炼可提高机体的抵抗力

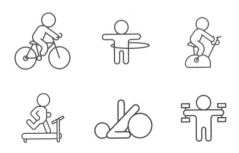

生活中也十分重要，尽量避免情绪紧张，保持身心愉快，培养自身的文化修养和生活情趣，使大脑得到锻炼和放松，对防止脑动脉硬化具有好的效果。

此外，有家族病史或曾出现过中风先兆的患者，可以对症服用一些活血化瘀、改善微循环和改善脑功能的药物，并且要定期检查身体，日常生活中注意观察，重视中风的先兆征象，发现头晕、头痛、肢体麻木、昏沉思睡、性格反常时，要果断地采取治疗措施。要严格控制并减少短暂性脑缺血发作，一旦发生，须立即到医院就诊，接受系统治疗，以避免发生完全性中风。如果广大的中老年人可以加强自我保健，并重视中风预防的各项具体措施，势必可以减少中风的发病，减少悲剧的发生。

中医对中风的
认识和防治？

中风具有起病急、病候多变、病死率高、致残率高、后遗症重的特点，为历代医家所重视，且有诸多论述。关于中风的病名记载最早见于《素问·通评虚实论》中的"仆击偏枯"，即指突然晕倒而半身不遂。《素问·生气通天论》中的"阳气者，大怒则形气绝，而血菀于上，使人薄厥"。《素问·调经论》中的"血之与气，并行于上，则为大厥"，等等。皆属于中风的范畴。《时病论》中也指出："中风之病，如矢石之中人，骤然而至也"，犹如"风性善行而数变"，故名中风，是比喻其发病急，变化快。

此外，《内经》还认识到本病的发生与体质、饮食有密切的关系。如《素问·通评虚实论》篇明确指出："……仆击，偏枯萎厥，气满发逆，肥贵人，则膏粱之疾也。"这些论述验之于临床，基本是正确的。以后诸多医学名家又就其病因进行了深入的探讨。但在唐宋以前多数医家认为中风的病因为"外风"所致。如《内经》载："风为百病之长，善行而数变，以其能统诸风；诸眩晕皆属于风，即无风不作眩也"。东汉张仲景《金匮要略·中风历节病》也述："邪在于络，肌肤不仁；邪在于经，即重不胜；邪入于腑，即不识人；邪入于脏，舌即难言，口吐涎。"《金匮要略·中风历节病脉症并治第五》中的"夫风之为病，当半身不遂，或但臂不遂者，此为痹，脉微而数，中风使然。"与《伤寒论》的太阳中风不同。巢氏《诸病源候论》将中风分为中风、风癔、风口、风痱、风偏枯等五种证候。孙思邈《千金要方》亦循巢氏之分类而称"一日偏枯、二日风痱、三日风癔、四日风痹"。元代王履在《医经溯洄集·中风辨》中将中风分为真中风和类中风，指出"因于风者，真中风也；因于火，因于气，因于湿者，类中风而非真中风也"。明代张景岳在《景岳全书》中将中风称为"非风"。明代楼英在《医学纲目》中首先倡用"卒中"的名称。以后李中梓提出了"闭证"和"脱证"的名称，现在我国医学界称之为"中风"或"脑卒中"。

关于中风的病因病机学说的发展基本上经历了两个阶段，唐宋以前主要以外风学说为主，金元以后主要以内因学说为主《素问·通评虚实论》指出"治消瘅仆击，偏枯痿厥，气满发逆，肥贵人，则膏粱之疾也。"对本病的症状和病因作了概括的论述。《灵枢·刺节真邪论》指出"虚邪偏客于半身，其入深，内居营卫，营卫稍衰，则真气去，邪气独留，发为偏枯"。认为真气不足，虚邪贼风入侵，发为偏枯，成为外风学说的主要理论根据。后世张仲景承袭前说认为络脉空虚，风邪乘虚侵入人体，是中风发病的主要原因。巢元方也认为"风偏枯者，由血气偏虚，则腠理开，受于风湿。"总之外风学说认为当人体真气不足，气血亏损时。络脉空虚，卫外不固，贼风入侵络脉，血脉痹阻，发为中风。内因学说：在实践中医学不断发展，随着中医学术的发展，许多医家对外风说提出质疑。金元时代，祖国医学得到了很大的发展，关于中风的病因，认为多因阴阳平衡失调，阴虚而致肝阳上亢，火盛化风，气血上逆，痰湿阻窍而成。金元时代以后许多医家提出了内因学说，认为风从内生，中风的病因为内风。刘河间在《素问·玄机病原式·火类》中指出，"所以中风瘫痪者，非谓肝木之风实甚而卒中之也，亦非外中于风尔。由乎将息失宜，而心火暴甚、肾水虚衰、不能制之，则阴虚阳实，而热气怫郁，心神昏冒，筋骨不用，而卒倒为有知也。多因喜怒思悲恐五志有所过极而卒中者，由五志过极，皆为热甚过也"。他认为阴阳失衡，脏腑失调，五志过极，导致心火暴甚，阳热拂郁，本虚标实，而发为中风。李东垣则认为中风乃"正气自虚"所致，非外来风邪也。朱丹溪则认为中风系湿痰生热所致，在其《丹溪心法》中指出中风"多是湿土生痰，痰生热，热生风也"。王履在其《医经溯洄集·中风辨》中指出

"殊不知因于风者，真中风也；因于火、因于气、因于湿者，类中风，而非中风也"。他还强调指出："中风者，非外来风邪，乃本气病也，凡人气逾四旬气衰之际，或因忧思忿怒伤其气者，多有此疾，壮岁之时无有也，若肥盛则间有之。"说明中风与人体本身的病变年龄，与情绪激动有关系。张景岳在其《景岳全书·非风》中指出中风"皆内伤积损颓败而然，原非外感风寒所致。"并且指出"凡此病者，多以素不能慎，或七情内伤，或酒色过度，先伤五脏之真阴"，进而指出"阴亏于前，而阳损于后；阴陷于下，而阳泛于上，以致阴阳相失，精气不交，所以忽而昏愦，卒然仆倒……"，说明了中风的病因与发病过程。

本病常见的诱因为：气候骤变，烦劳过度，情志过激，跌仆劳力等。劳倦内伤、忧思恼怒、饮酒饱食、用力过度，而致瘀血阻滞、痰饮互结。病性多为本虚标实，上盛下虚。在本为肝肾阴虚，气血衰少，在标为风火相煽，痰湿阻络，瘀血阻滞，气血逆乱。而其基本病机为气血逆乱，上犯于脑。热内蕴，或阳化风动、血瘀气逆，导致脑脉痹阻或血溢脑脉之外，引起昏仆不遂，发为中风。其病位在脑，与心、肾、肝、脾密切相关。其病机概而论之有虚（阴虚、阳虚）、火（肝火、心火）、风（肝风、外风）、痰（风痰、湿痰）、气（气虚、气逆）、血（血瘀）六端，此六端多在一定条件下相互影响，相互作用。病性多为本虚标实，上盛下虚。在本为肝肾阴虚，气血衰少，在标为风火相煽，痰湿阻络，瘀血阻滞，气血逆乱。而其基本病机为气血逆乱，上犯于脑。另外，部分学者认为中风病有因外邪侵袭而引发者。如风邪乘虚入中经络，气血痹阻，筋脉失于儒养；或外因引动痰湿，痹阻经络，而致口僻不遂，此即古人所谓"卒中"。

中风的病因病机可概括为以下几个方面。

1. 正衰积损

"年四十而阴气自半，起居衰矣"。年老体弱，或久病气血亏损，元气耗伤脑脉失养。气虚则运血无力，血流不畅，而致脑脉瘀滞不通；阴血亏虚则阴不制阳，内风动起携痰浊、瘀血上扰清窍，突发本病。正如《景岳全书·非风》说："卒倒多由昏聩，本皆内伤积损颓败而然"。

2. 劳倦内伤

"阳气者，烦劳则张"。顿劳过度，易使阳气升张，引动风阳，内风旋动，气火俱浮，或兼挟痰浊、瘀血上扰清窍脉络。因肝阳暴张，血气上涌骤然而中风者，病情多重。

3. 脾失健运，痰浊阻络

过食肥甘醇酒，致使脾胃受伤，脾失运化，痰浊内生，郁久内热，痰热互结，壅滞经脉，上蒙清窍；或素体肝旺，气机郁结，克伐脾土，痰浊内生；或肝郁化火，烁津成痰，痰郁互结，携风阳之邪，窜扰经脉，发为本病。此即《丹溪心法·中风》所谓"土生痰，痰生热，热生风也"。

4. 五志所伤，情志过极

七情失调，肝失条达，气机郁滞，血行不畅，瘀结脑脉；暴怒，肝阳暴张，或心火暴盛，风火相煽，血随气逆，上冲犯脑。凡此种种，均易引起气血逆行，上扰脑窍而发为中风。尤以暴怒引发本病者最为多见。

关于中风的辨证论治方法很多,尚无一致规范。临床上有人主张将中风分为中络、中经、中腑、中脏四种,有人将中风分为急性期和恢复期。急性期又分风痰痹阻、脉络瘀滞;阴虚阳亢、肝经郁热;痰浊互结、瘀血阻络三型。恢复期肢体功能障碍者分为元气不足、血络瘀滞;气血虚弱、筋脉失养;肝肾阴虚、筋脉拘挛三型。恢复期语言功能障碍者分为风痰阻络和肝肾精亏两型。恢复期精神、认知功能障碍者分为心肾不交、痰瘀痹阻、痰热扰心、肝肾阴虚、脾肾两虚、髓海不足等型。

综上所述,历来医家对于中风的病因、病机和辨证论治立论各不相同。一般认为中风主因属风、火、痰、瘀、虚为患。病变涉及心、肝、脾、肾等脏器。中风的发生主要在于阴阳失调、内风动越、五志化火、痰浊内阻、瘀血阻滞、本虚标实、升降逆乱。辨证论治可分阶段按主证进行辨证论治。急则治其标,缓则治其本、标本兼治、形神共养、动静结合进行整体论治。

中医学十分重视疾病的预防,早在《内经》中就提出了"治未病"的预防思想,强调"防患于未然"。《素问·四气调神大论》中说:"圣人不治已病治未病,不治已乱治未乱……夫病已成而后药之,乱已成而后治之，譬犹渴而穿井，斗而铸锥，不亦晚乎？"这就生动地指出了"治未病"的重要意义。

中风发病率、病死率及致残率均较高，注意中风先兆的观察，采取积极的措施进行预防有重要意义。关于中风的先兆症状及预防，在中医学中早有记载，如元代朱震亨说："眩晕者，中风之渐也。"元代罗天益也说："凡大指、次指麻木或不用者，三年中有中风之患。"明代张三锡在《医学准绳六要》中强调："中风证，必有先兆。中老年人但觉大拇指作麻木或不仁，或手足少力，或肌肉微掣，三年内必有暴病。"明代李中梓在《医宗必读》中说："预防者，当养气血，节饮食，戒七情，远帏幕"。明代医家陈文治也指出："不早为之防，及病成则晚矣。"这些都是前人的经验之谈。清代王清任在《医林改错·记未病前之形状》中记录了三十四种中风前驱症状，并强调说："因不痛不痒，无寒无热，无碍饮食起居，人最易于疏忽"，所以他主张应切实地做好中风的预防工作。清代李用粹在《证治汇补·中风》中也强调："平人手指麻木，不时眩晕，乃中风先兆，须预防之，宜慎起居，节饮食，远房帏，调情志。"实践证明，中风的预防，确应从慎起居、调情志、节饮食三方面着手。

"未病先防"是最积极的预防措施，但是中风已经出现，应及早治疗，做到"既病防变"，"预防再发"。关于中风的复发问题，明代秦景明在《症因脉治·内伤中风证》中提到："中风之证……一年半载，又复举发，三四发作，其病渐重。"清代沈金鳌在《杂病源流犀浊·中风源流》中记载："若风病即愈，而根株未能悬拔，隔一二年必再发，发则必加重，或至丧命，故平时宜预防之，第一防劳累暴怒郁结，调气血，养精神，又常服药以维持之，庶乎可安。"由此可见，中风易复发，且复发时病情必然加重，甚至有生命危险，故应强调以预防为主，对复中应重视防治，以减少中风复发。《乾坤生气论》中指出："中风预防之理，当节饮，戒七情，远房事，此至要者也。"这些都是前人的经验总结，很有参考价值。

关于中风的治疗，历代医家积累了许多宝贵的经验。根据辨证施治的原则，提出了滋阴潜阳、平肝熄风、清热化痰、活血化瘀、益气养血、滋养肝肾等不同的治疗方法，并各自提出了较完整的理论体系，体现了祖国医学整体观念和辨证施治的两大特点。

张仲景所著《金匮要略》中有侯氏黑散治大风、四肢烦重、心中恶寒不足者；有风引汤治除热癫痫。华佗在《中藏经》中论治中风偏枯之法较详，他说："人病中风偏枯，其脉数而面干黑黲，手足不遂，言语謇涩，治之奈何？在上则吐之，在中则泻之，在下则补之，在外则发之，在内则温之按之熨之。吐谓出其涎也，泻谓通其塞也，补谓益其不足也，发谓发其汗也，温谓驱其湿也，按谓散其气也，熨谓助其阳也。治各合其宜，安可一揆？在求其本。脉浮则发之，滑则吐之，脉伏而涩则泻之，脉紧则温之，脉迟则熨之，脉闭则按之。要察其可否，故不能一揆治者也"。

由于中风发病原委之争论，治疗原则也随之而变化。古人论中风以外因为主，治以温散解表为先，今之述中风以内因为著，治以镇潜通利为要。近代医家张山雷在《中风斠诠·中风总论》中说："古之中风皆是外因，治必温散解表者，所以祛外来之邪风也。今之中风多是内因，治必潜降镇摄者，所以靖内动之风阳也。诚能知内外二因之来源去委，则古今中风证治，思过半矣。"由此不难看出，中风治则之不同，仍应以金元时代为分水岭。

金元以前医家，因对卒仆中风者持外风中人之说，故治疗以祛外风为主。而金元以后，对中风治疗已有较大发展。清代尤在泾在《金匮翼·中风统论》中立有中风八法，一曰开关，二曰固脱，三曰泄大邪，四曰转大气，五曰逐瘫痪，六曰除热气，七曰通窍燧，八曰灸俞穴。强调八法的具体运用应按病期、分阶段进行辨证论治。中风初期分闭、脱论治，《金匮翼·中风统论》中说："猝然口噤目张，两手握固，痰壅气塞，无门下药，此为闭证。闭证宜开，不开则死……"，"猝然之候，但见目合、口开、遗尿自汗者，无论有邪无邪，总属脱证。脱则宜固，急在无气也。"开窍法，即开窍清心，适用于闭证，可用苏合香丸、安宫牛黄丸等；固脱法，即回阳救逆，适用于脱证，可用独参汤、参附汤等。此外急性期还要及时祛除风阳痰火诸邪，此所谓泄大邪；再者，输转大气以利气血的运行布达也很重要。至于恢复期及后遗症期，应着眼于瘫痪和九窍不利的治疗，可采用针灸等方法促进恢复。由于血瘀痰浊久郁化热，所以除热气也为治则的一个方面。近代医家张山雷总结古代中风方剂甚详，可供临床参考。他在《中风斟诠·古方平议》设方十类，一是开关方，如救急稀涎散、胜金丸、通关散、白矾散等；二是固脱之方，如独参汤、参附汤、三生饮、黑锡丸、地黄饮子等；三是潜阳摄纳方，如风引汤、寒水石煎散、镇心汤、风癫汤、五石汤、珍珠母丸等；四是化痰之方，如枕中方、星香汤、二陈汤、温胆汤、导痰汤、控涎丹等；五是顺气之方，如乌药顺气散、八味顺气散等；六是清热之方，如生葛根三味汤、积热风方、石膏汤、苦参十二味丸、黄连八味散、广济疗热风方、凉膈散、泻青丸等；七是滋养之方，如集灵膏、一贯煎、滋水清肝饮、心脾双补丸等；八是通络方，如独活寄生汤、桑枝煎、天麻酒、续骨丹、大活络丹等；九是风家服食之方，如杞子菖蒲酒、虎骨酒（注：虎骨现已禁用）、豨莶丸等；十是通治中风诸方，如小续命汤、侯氏黑散、大秦艽汤、华佗愈风散等。早在《素问·调经论》中就提到"……寒独留，则血凝泣，凝则脉不通……"，意思是寒气独留，则血行瘀阻，血瘀阻则经脉不通。清代王清任总结前人的经验，在《医林改错》中论述了用活血化瘀法治疗瘀血证的经验，制定了通治上、中、下三部瘀血证的 5 个方剂：通窍活血汤、血府逐瘀汤、膈下逐瘀汤、身痛逐瘀汤和少腹逐瘀汤。他创立的治疗血脉滞塞，肢体麻木不适，半身不遂之"血痹"的补阳还五汤，至今仍有效地应用于中风的治疗。用活血化瘀法治疗中风，已成为中西医的共识。

目前中医治疗中风病，多综合前人之说，抓住中风为"本虚标实，上盛下虚"的实质，急性期按急则治其标的原则，选用平肝熄风、芳香开窍、回阳固脱、化痰通腑、活血通络、清热涤痰诸法；恢复期按缓则治其本的原则，应以扶正为主，或标本兼顾，可选用益气活血、育阴通络、滋阴潜阳、健脾化痰、养血通络、滋养肝肾、温阳通络等法。

中医治疗中风是以整体观念和辨证论治为指导，通过调整脏腑功能，恢复机体阴阳平衡，达到促进中风逐步康复的目的。中医有药物治疗、针灸治疗、按摩治疗以及饮食调养、情志调节、起居调摄等众多的治疗调养方法，它们各有不同的特点优势，针对中风急性期、恢复期以及后遗症期的不同情况，诸法并施，可以最大限度地发挥综合治疗的效能。需要说明的是，对于中风之危重症患者，单用中医的方法治疗显得力量单薄，宜采用中西医结合的方法治疗。

饮食预防

饮食是生命的主要来源，能维持人体生命的基本活动，科学的饮食不仅与人体的健康密不可分，而且还能够有效防治疾病。早在两千多年前的《黄帝内经》就已提出了饮食防治疾病的思路以及"治未病"的预防思想。同时古代医家也认识到暴饮暴食、饮食不节等不良的饮食习惯会诱发许多疾病，尤其是中风，都认为饮食不节是导致中风的重要因素之一。如《黄帝内经》有云："饮食自倍，肠胃乃伤"。脾失健运，气行不畅，津液不布，聚湿为痰，痰浊内蕴，郁久化热，热极生风导致中风。清朝沈金鳌曾提出"肥人多中风，河间曰人肥则腠理致密而多郁滞，气血难以通利，故多卒中也"的观点，此观点指出中风与饮食的密切关系，若人们平时在饮食方面不约束自己，偏爱食用肥甘厚腻的食物，又缺乏运动，就容易产生肥胖，而肥胖之人又易中风。临床和研究也证明饮食与中风发生的关联性，发现日常饮食中摄入过多的盐和脂肪容易引起心脑血管的疾病。饮食过咸，容易导致体内水钠潴留，心脏排血量增加，引起小动脉痉挛，导致高血压形成，从而促使动脉硬化的发生。脂肪摄入过多，运动又过少，人则肥胖，肥胖又增加了心脑血管疾病的患病率，而心脑血管疾病的患者又是中风的高发人群。由此可见，科学合理的饮食对预防中风有重要的意义。那么如何从日常饮食中达到预防中风的目的呢？以下介绍一些家庭预防中风的食物及食疗方法。

1. 木耳

高黏滞血症导致血液黏度增加而使血液流动缓慢，容易引发中风。因此，最好的食疗预防就是要多吃木耳。木耳具有抗血栓形成的功效，可把木耳水发后用开水烫 2~3 分钟，然后直接控干水分，用芝麻油、醋和少许盐、酱油拌着吃。晚餐吃这道菜效果更好。常食木耳，对预防血液黏稠十分有效，可达到预防中风的目的。

2. 洋葱

洋葱味辛性温，可温中理气、散寒解表。洋葱是目前所知的唯一含有前列腺素 A 的植物，此外，它还含有激活溶解纤维蛋白的活性成分，该成分具有较强的血管扩张作用，能降低血管外周阻力、促进钠盐的排泄，所以有较好的降低血压作用和"活血"作用，同时洋葱还有降脂作用，有益于中风的防治。洋葱中含有丰富的硫性物质，可有效地稀释血液黏稠度、防止血液凝固、防止动脉硬化。食用时，可将洋葱约 50g 切开，煮沸 15 分钟，饮其汁水，其水汁可分 2~3 次饮完。或生吃洋葱，预防中风的效果会更好。不方便的是食用洋葱后口臭难闻，上班族与人交流时要注意。当吃完洋葱后立即口嚼绿茶，或者刷牙、嚼口香糖等可防口臭。

3. 大蒜

大蒜中含有蛋白质、脂肪、糖类、钙、磷、钾、铁、核黄素、硫胺素、B 族维生素、维生素 C、蒜的挥发油，等等。科学实验证明，大蒜中的烟酸、大蒜油能调血脂，磷、钾、铁与 18 种氨基酸等对高血压合并糖尿病患者有很好的治疗作用。大蒜还能增强心肌收缩力，减慢心率，增强心血管功能。研究分析了大蒜中的 28 种成分，每一种成分都能抑制血小板凝聚，能防止血栓形成。北方人生吃大蒜或把大蒜泡在白酒内饮用，都是预防中风的有效方法。食用方法：可将 1000g 干净的大蒜浸泡于 2000mL 优质粮食白酒中，2 周后便可饮用，早晚各 1 次，每次 5mL，蒜酒同食。需要注意的是，长期过量食用生大蒜会加重对胃的刺激，有胃炎或胃溃疡的患者，要特别小心，如吃大蒜后感到肠胃不舒服，就少吃或不吃。

4. 芹菜

芹菜含有很多具有生物活性的物质，如芹菜素、丁基苯酞类等。研究表明芹菜素具有降血压和舒张血管的作用，能预防动脉粥样硬化。而丁基苯酞是一类具有镇静作用的化合物。目前，已从芹菜籽油中提取出了 5 种这类成分，其中的 3-n- 丁基邻苯二甲酰内酯具有舒张血管平滑肌的作用，能减少周围小动脉阻力，恢复血管壁弹性，改善微循环，从而降低血压。芹菜还有丰富的膳食纤维，可以有效改善便秘。食用方法：新鲜芹菜 500 克，洗净后切段，用榨汁机榨汁，可加入少许白糖，用沸水冲服，每天 1 次，连服数天，可预防中风。

5. 西红柿

又名番茄，西红柿中的番茄红素、维生素 C、维生素 E、胡萝卜素等，都有很强的抗氧化作用。能清除自由基，防止动脉硬化与痉挛。能有效地预防冠心病。研究还发现，番茄红素能阻止动脉壁增厚、消除胆固醇沉积在血管壁上形成的斑块。最新研究提示，番茄籽周围的黄色胶状物质可以防止血液中血小板的聚集，如同药物阿司匹林一样，通过抗血小板聚集预防中风。食用方法：中老年人每天可生吃 1 个番茄，或饮用番茄汁200~300mL。

6. 山药

山药营养丰富，含有 18 种氨基酸、10 种微量元素、多种维生素、矿物质、淀粉酶、多酚氧化酶、黏蛋白等成分，其中淀粉酶、多酚氧化酶等可帮助消化吸收，维持肠道蠕动速度，除能健胃止泻，还能延缓衰老。而黏液蛋白、多巴胺，具有扩张血管、改善血液循环作用，有助保持血管弹性，防止动脉粥状硬化，减少脂肪沉积于血管壁，可降低心血管疾病和中风的发生概率。食用方法：山药粥。山药研为细末 15g，粳米 50g。加水适量，煮粥服食。

7. 黄瓜

黄瓜含有丙醇二酸，能抑制糖类在体内转化为脂肪。另外，黄瓜中含有膳食纤维，具有促进肠道腐败物质排泄和降低胆固醇的作用，经常食用有预防动脉硬化和中风的作用。据有关资料介绍，黄瓜可促进人体胰岛素分泌，增加肝肾细胞再生能力，因此能降血脂、降血糖和降血压，尤其适用于心血管病患者，长期食用黄瓜，有助于预防中风。

8. 胡萝卜

胡萝卜又称黄萝卜，味微苦辛，性微寒，有健脾和胃、补肾养血的功效。《本草纲目》认为它能"下气补中，利胸膈肠胃，安五脏，令人健食"。胡萝卜具有较高的营养价值和药用价值，同时，胡萝卜富含维生素、糖类和胡萝卜素，胡萝卜素可以转化为维生素 A，可防止胆固醇在血管壁上积结，保持脑血管通畅，从而防止中风。据科学研究证明，天然胡萝卜素可以抑制自由基生长，因而长期食用能提高人体抗病机能，清除体内有害物质，从而可以预防心脑血管疾病、糖尿病、肿瘤等多种慢性疾病，深受人们的喜爱。

9. 玉米

玉米原产地是拉丁美洲的墨西哥和秘鲁，至今已于世界各地广泛种植，许多地方将其作为保健长寿食品。玉米性味甘平，有调中开胃、降脂作用，能利水、利胆、降血压。玉米富含蛋白质、脂肪、糖、磷、铁、钙、胡萝卜素和维生素 B_1、维生素 B_2、维生素 E 等。玉米油含不饱和脂肪酸，是一种胆固醇吸收的抑制剂，有利于人体内脂肪和胆固醇的正常新陈代谢，可降低血脂，防治动脉硬化、冠心病及中风。长期食用能降低血压和血糖，有助于防治中风。印第安人几乎没有高血压、冠心病，这主要是得益于他们以玉米为主食。食用方法：玉米排骨汤。选取玉米 400g，萝卜 200g，小排骨 200g。将玉米、萝卜切成小段，将小排骨清洗干净并过开水后放入料酒稍稍搅拌，与切好的玉米棒、萝卜共炖 40 分钟即成。二者共炖同食口感极佳，可以起到降血压、预防中风的效果。

10. 山楂

山楂含有三萜类与黄酮类等药物成分，具有调节血脂、扩张血管、降血压的作用。山楂还含有山楂酸、柠檬酸、脂肪分解酸、维生素 C、糖类和蛋白质等成分，也可帮助降血脂，促进血液循环。中医学认为，山楂味甘，性微温酸，入脾、胃、肝经，具有消食健胃、行气散瘀的作用，同时也能调节血脂，预防动脉硬化，还有降血压、消除自由基、助消化和增强免疫力等作用。但是，山楂只消不补，贫血及脾胃虚弱者不宜多食。吃山楂时应注意以下几点：①不要空腹吃；②不要一次吃得太多；③不要在吃山楂前后附加高蛋白的食物；④不要饮酒。食用方法：山楂粥。将小米用清水淘洗干净，鲜山楂去蒂后洗净，用沸水汆烫一下。将山楂放入小米中，加入适量水一起煮粥，待粳米软烂即可。经常食用山楂粥可以预防因血液循环受阻而引起的中风。

11. 黑酱油（老抽）

富含多种氨基酸、维生素类物质等，具有抗氧化的作用。其抗氧化的作用要比红酒高 10 倍，比维生素 C

高 150 倍，且可大大地改善血液循环。其中某些成分元素还可清除自由基(垃圾)对心血管的损害，从而降低了动脉硬化引发的心脑疾病的发生，有助于防治中风。

12. 荞麦

荞麦富含镁，还含有烟酸和芦丁。镁可以调节血压，抗心律失常，防动脉粥样硬化，是心脑血管的保护伞。芦丁可以减低人体血脂和胆固醇，起到软化血管、预防脑血管出血的作用，而烟酸具有扩张小血管和降低胆固醇的作用。长期服用荞麦食品，可以减少中风的发生。预防措施：荞麦粥，取荞麦米适量，加水适中，入锅煮至米粒烂熟即可，按个人习惯可以适当加入其他五谷杂粮，如小米、薏米、绿豆等。荞麦性凉，每次食用不宜过多。

13. 燕麦

燕麦含有 B 族维生素、维生素 C、维生素 E，还含有丰富的矿物质等，能增强心血管功能。燕麦中的水溶性纤维，能减少吸收胆固醇，降低 TG 和 LDL-C，也能控制饭后血糖上升。有科学研究报道，每天吃50克燕麦，9个月后，高血脂降低50%。所以，美国食品药物管理局（FDA）批准在燕麦片的包装上，可注明"食用燕麦片是改善血脂质的一种方式"。食用方法：燕麦粥。将4~5调羹燕麦片与牛奶混合煮开后，再用小火熬几分钟即可。吃时拌一点黑芝麻酱（白芝麻酱也可以），每天早餐服用。

14. 全谷物饮食

一项长期研究显示，全谷物食品对局部缺血性中风有一定的保护作用，每天吃一片全营养面包对身体有好处，且全谷物食品比精制食品更有益于健康。因为全谷物食品富含抗氧化剂、矿物质和纤维，而这些成分都会在精加工过程中被不同程度地除去。全谷物食品含有叶酸、镁、维生素E和钾，这些都会与减少动脉硬化联系在一起，动脉硬化会导致心脏病发作和中风。全营养食品包括烧煮燕麦粥、糙米、小麦胚、爆米花以及全谷物早餐等，因此，长期食用全谷物食品，对心脑血管有一定的保护作用，有助于防治中风。

15. 芝麻

芝麻含有的蛋白质达 19%～28%，高于肉类，含钙量是牛奶的 2 倍，所含维生素 B_1、维生素 B_2 和维生素 E 也很丰富，还含亚油酸等不饱和脂肪酸，在人体内可合成卵磷脂，是大脑不可缺少的营养物质，是形成脑神经组织的重要成分。如果用脑过度，消耗大量卵磷脂，大脑的反应会变迟钝，此时需要及时补充芝麻等机体卵磷脂合成中的必需品，使脑和神经的机能恢复及增强。中风患者由于脑的结构受到损害，对脑功能产生很大影响，多数病人伴有不同程度甚至是重度的智力障碍，多食用芝麻则有利于智力的恢复。同时芝麻能润肠通便，能改善中风病人大便干结或排便不畅的症状，具有保健作用。同时芝麻富含的不饱和脂肪酸，还可以预防动脉硬化，也对中风有一定预防作用。

16. 松子

松子属坚果类. 松子中的脂肪主要为油酸、亚油酸等不饱和脂肪酸，可降低 TG 与 LDL-C；松子富含的维生素 E，有很强的抗氧化作用，亦可降低 LDL-C，防止血液凝固，降低血压，预防缺血性心脏病。每100克松子中，含蛋白质12.9克，有10种人体必需氨基酸，对增强人体有关组织器官功能与提高机体免疫力有重要促进作用。松子中含磷、锰较多，可增强脑功能，预防脑血管疾病、减少老年痴呆症。研究证实多吃松子，可以有效预防中风，但是平常吃松子时请注意以下两点：

（1）松子的热量较高，每天不能吃得太多。体力活动不大、心血管不健康的人，最好不超过10克。

（2）由于不饱和脂肪酸很"活跃"，高温下易被氧化而产生反式脂肪。因此，在焙烤松子时．温度不宜太高。

17.绿豆

绿豆是清补佳品，富含蛋白质、碳水化合物、维生素 B_1、维生素 B_2、烟酸及矿物质等营养成分，历来深受人们喜爱。绿豆也是一味传统的中药，自古以来，很多验方中都包含绿豆。绿豆内服具有清热解毒、利水消肿、止消渴、止泻痢等功效。近年来，国内外科学家研究证明，绿豆还含有一种包含球蛋白的多糖，具有降血压与降血脂的作用，高血压病、高脂血症及脑血管意外病人经常吃些绿豆食品有辅助疗效。

18. 黄豆

黄豆中的蛋白质含量占 35% ~40%，优质豆可占 50% 以上。500 克黄豆所含蛋白质大致相当于 1000 克瘦肉（猪、牛、羊、鸡）、1500 克鸡蛋、6000 克牛奶或羊奶的蛋白质含量。每千克黄豆含磷约 5710mg，含钙约 3670mg。科学研究证明。黄豆、豆油有降低血清胆固醇的作用。食黄豆 3 周，血清胆固醇可降 20%（改食动物蛋白质后，胆固醇又上升）。黄豆中还有一种物质——异黄酮，有降血脂、降血压的作用。黄豆中的皂苷类物质，能减少脂肪的吸收，促进脂肪代谢，帮助减肥。黄豆富含赖氨酸，与谷类同食，可起营养互补的作用。黄豆与瘦猪肉配煮，则植物蛋白与动物蛋白亦可得到合理的互补。因此，黄豆被誉为"豆中之王"、"植物肉"。在日常生活中适当地食用黄豆，有助于预防中风。由于服用豆类食品可使尿酸增高，故尿酸高的患者慎用。

19. 土豆

土豆的学名是马铃薯，富含淀粉、糖、果胶、蛋白质、钾、柠檬酸、B 族维生素、维生素 C 和膳食纤维，常食土豆有益于身体健康。近来经医药学研究和实践发现，土豆中的钾可防治高血压病；土豆中的膳食纤维可控制血液中胆固醇的含量；土豆中的维生素 C，不仅对脑细胞具有保健作用，而且也能降低血中的胆固醇，使血管富有弹性，防治动脉硬化，对预防中风发生和中风康复都具有一定功效。

20. 甘薯

甘薯又称红薯、白薯、山芋、地瓜等，因其味甘甜，生食汁液多，故称之为甘薯。甘薯是最理想的益寿食品，还具有减肥的功效，我国长寿区的居民和日本居民以食甘薯为主，现在吃甘薯保健康已风靡全球。淀粉等糖类物质是甘薯块的主要成分，其包含多种氨基酸、胡萝卜素、维生素 C 以及钙。给人体提供了大量胶质和黏液多糖物质是甘薯对人体保健作用的最大特点，这些物质能保持人体动脉血管弹性，保持关节腔里浆膜的滑润，因此，经常食用甘薯可预防心脑血管疾病，防治动脉硬化，减少皮下脂肪，并有利于因中风导致半身不遂患者的肢体运动的康复。甘薯及其茎叶可以生津润燥、补中和血、益气宽肠、行滞通便。特别值得一提的是甘薯叶还含有丰富的维生素 A 类物质，其降糖作用明显，不仅对于糖尿病患者甚有裨益，而且可以延缓糖尿病对血管的损害，从而起到防治中风的作用。

21. 海蜇

海蜇中含有一种类似于乙酰胆碱的物质，能扩张血管，减弱心肌收缩力，能有效降低血压，而且海蜇的降压效果比较明显。海蜇中还含有甘露聚糖及胶质，对动脉粥样硬化有一定的防治作用。海蜇还富含的多种矿物质和微量元素，可有效降低血脂。海蜇易于消化，并且清淡可口，是佐餐上品，深受人们喜爱，常食海蜇能预防多种心脑血管疾病，也对预防中风及中风后康复均具有辅助作用。每日 40 克左右为宜，脾胃虚寒的人慎食。食用方法 :（1）海蜇 100 克、白萝卜 100 克，加调料凉拌食用，可降血脂。（2）海蜇 30 克、海带 30 克、鹌鹑蛋 2 个，加调料炖汤食用，对动脉硬化、高血压有好处。

22. 鱼肉

鱼肉中含有相当丰富的蛋白质，而且鱼肉中的蛋白质中有多种人体必需的氨基酸，多吃鱼肉，不仅能补充优质蛋白质，增进健康，而且有利于防止中风的发生。这是因为鱼的脂肪是不饱和脂肪酸，可降低血液中的胆固醇含量，还能使血液的黏稠度降低，从而减缓血栓的形成和降低动脉硬化对动脉血管壁的损坏，对中风有防治作用。因此，提倡老年人应多吃鱼肉，这对身体是十分有益的。尤其是海鱼，海鱼鱼油中含有丰富的 ω-3 系列不饱和脂肪酸，具有降脂作用。其中 22- 碳六烯酸（DHA）等多烯脂酸能清除血液中和沉积于血管壁上的胆固醇，降低血小板聚集性，降低血黏度，防止脂肪沉积于血管壁。

23. 海带

海带内含有大量的不饱和脂肪酸，能清除附着在血管壁上的胆固醇，海带中的食物纤维，能调顺肠胃，促进胆固醇的排泄，控制胆固醇的吸收；海带中钙的含量极为丰富，能降低人体对胆固醇的吸收，降低血压。海带中的不饱和脂肪酸、纤维素、钙的协同作用产生的降血脂效果极好，有很高的食疗价值。因此，长期食用海带有助于预防中风。食用方法：海带菠菜豆腐汤。材料：海带100g，菠菜50g，豆腐250g。做法：上述各料用水煮熟，加调味后食用。功效：清热利水，降压降脂，养血止血，益气和中，生津润燥，清热解毒，防止血管硬化。

24. 西瓜皮

西瓜皮又叫"西瓜翠衣"，味甘性凉，无毒，能清热除烦、利尿止渴。《本草再新》称西瓜皮"化热除烦，去风利湿"。《饮片新参》说西瓜皮"清透暑热，养胃津"。现代医药学研究表明，西瓜皮含糖类、有机酸、酶类及丰富的维生素C等成分，具有促进人体代谢、消炎、降压、减少胆固醇沉积、软化和扩张血管等作用。有资料表明，西瓜皮和瓤均有降糖作用，所以西瓜皮可以辅助治疗糖尿病、动脉硬化、高血压病，对防治中风是有益的。西瓜汁亦有类似作用。

25. 香蕉

中医学认为，香蕉性寒、味甘，入肺、大肠经。具有清热解毒、养阴生津、润肠通便、润肺止咳的功效。主治热病烦渴、肺燥咳嗽、肠燥便秘、痔疮出血、醉酒不适等症；辅助治疗情志抑郁、胃溃疡、皮肤瘙痒，并能预防癌症。香蕉是最理想的降压和预防中风的食物之一，每天吃1~2根，可降低中风发生概率为40%。因为香蕉中含有丰富的钾元素，一支中等大小的香蕉就含有451mg的钾。钾能够维持脑细胞内的渗透性，参于能量代谢，并维护心肌的兴奋性，从而维持了心脏的正常功能。钾也能够舒缓血管，抑制钠离子所造成的血压上升和损伤血管作用，以帮助维持正常的血压。同时，香蕉中含有血管紧张素转化酶抑制物质，可抑制血压升高，最终降低了中风的危险性。另外，香蕉多脂、性滑利，可以有效地防治老年人大便秘结，从这些作用来看，香蕉不愧为预防中风的美食佳果。但是不宜空腹服用香蕉，会加重胃的负担。

26. 橙子

橙子性凉，味酸，归肺、肝、胃经。橙子中含量丰富的维生素 C、胡萝卜素、维生素 P、果胶等，能增加机体抵抗力，增强毛细血管的韧性，降低血中胆固醇。高脂血症、高血压、动脉硬化者常食橙子有益。橙子还含有膳食纤维，可促进肠道蠕动，有利于清肠通便，排除体内有害物质。因为橙子富含的这些营养成分，故常食橙子有助于预防中风。但是不宜空腹吃橙子，否则对胃产生大的刺激。橘子有多种营养成分，具有祛风散结、清肺理气、促进胃肠消化等作用，并有降血压、降血脂、防止血管破裂的作用。

27. 无花果

无花果性平，味甘。富含单糖、多种维生素及无机盐。有健脾胃、清湿热等功效，对高血压、冠心病、动脉硬化等常见老年病有改善作用，能降低血脂。时时服用，对预防中风有一定效果。脾胃不适、纳少乏力的老年人尤宜多食。食用方法：无花果酱。无花果 1500g，去皮，捣烂，火上煎熬，加白糖 500g，搅匀溶化，冷却后备服。每日 2 次，每次 15g，开水调服。

28. 牛奶

据研究，人脑中有一类被称为神经传感器的化学物质，通常起到沟通神经细胞的作用，但当出现中风时，大脑中某一部分的血液流动受阻，会使这种化学物质含量剧增，并造成过量的钙元素进入脑细胞，严重的可致命。科学家在进行动物试验时发现，牛奶及奶制品中的一种名为吡咯并喹啉，醌的营养物质可以防止过量钙元素对神经元的伤害，从而起到保护大脑的作用。牛奶中还含有羟基、甲基戊二酸，能抑制人体内胆固醇合成酶的活性，从而抑制胆固醇的合成。此外，牛奶中含有较多的钙，也可降低人体对胆固醇的吸收。因此，患有高血压、脑动脉硬化的中老年人，平时适当饮些牛奶及食用奶制品，对预防中风有一定作用。

29. 竹茹粥

取竹茹 30g 水煎取汤，以此汤加入小米适量煮粥。食粥，经常吃之，可预防中风。

30. 莲藕粥

取鲜莲藕与粳米量为 1:5，煮成稀饭。食粥，随意而经常服之。经常吃之，可预防中风。

31. 饮水预防中风

坚持饮好"三杯水"，即睡前、夜里醒来和晨起时，分别按时饮上一杯温开水，每次 100~300mL，对预防中风等心脑血管病有好处。晚上睡前饮水能使夜间身体所需水分得以保障，更能使血液稀释，防止夜间发生缺血性脑中风。但夜尿过多的中老年人饮水应酌情减少。夜间醒来饮水能有效地预防脑血栓的发生。脑血栓多发生在睡眠中，具有"夜、静、缓"的发病特点。入睡后由于血液流速变馒，血液的黏稠度升高，血小板活性增强，造成红细胞易于黏附于血管壁而发生血栓。而血液黏稠的主要原因是血液中缺水，中老年人在夜间最好补充水分 300mL 左右。夜间饮水，一般可在半夜起夜小便后饮用，饮水后会明显降低血液浓度。晨起空腹饮水的益处很多，早晨起床后是机体排泄功能最旺盛的时间，也是排泄体内废物和毒物的最佳时期。晨起饮水可弥补夜间睡眠因呼吸、出汗、排尿所丧失的水分，饮水能使血液得到稀释，迅速降低血液黏稠度，对中风有预防作用。另外，晨起饮水可洗涤肠胃，促进肠胃蠕动，治疗便秘；还可润肺滑痰，能缓解急慢性支气管炎病人的症状。

32. 合理饮茶预防中风

中医学认为，茶可消食下气、泄热醒神、明目益思、除烦去腻、祛暑止渴、利尿解毒，对人体健康是有利的。茶叶中含有多种维生素、氨基酸及矿物质，如维生素 C、维生素 B_1、维生素 B_2、胡萝卜素、叶酸以及铜、铁、氟、镁、钙等元素，还含有茶碱、咖啡碱、鞣酸等。茶碱可以帮助溶解脂肪，有解腻减肥之效，所以饮茶对食肉较多、运动较少的中老年人来说是非常有益的。咖啡碱是一种兴奋剂，它可兴奋心血管系统，改善心脏血液循环，加快血流，降低血液黏稠度。鞣酸具有抗衰老作用。另外，茶叶中还有一种含有维生素 P，可加强毛细血管的韧性，防止动脉硬化，它与咖啡碱协同作用可防止胆固醇升高。因此茶叶具有预防中风的作用。需要注意的是，茶可促使胃酸分泌，对溃疡面有刺激作用，消化道溃疡患者不宜饮茶。茶叶中的鞣酸可促使大便秘结，便秘者不宜饮茶。

每个人的体质不同，每种茶的茶性也不同，加之季节因素的影响，因此每个人应根据自身的情况选择不同的茶品。中老年人如果有胆固酵高的问题，适合喝普洱茶，能够降低胆固酵、利尿、通血管。肠胃不好的人，尽量不要喝绿茶。女性体质属阴，不应喝太多属凉的绿茶。容易发热者不宜喝水仙茶，否则无法排尿，但可以喝普洱茶。身体较弱的人，喝点红茶为好，如在茶中再添加点奶则更好，既可增加热能又能补充营养，妇女经期前后，常较烦躁，以饮花茶为好，具有疏肝解郁、理气调经的功效。希望减肥的人，可以常喝乌龙茶、沱茶等，去脂减肥。食用牛羊肉较多的人，为了促进脂肪食物的消化吸收，可多饮砖茶、茶饼等紧压茶。常接触有毒物质的工作人员，可以选择绿茶作为保健饮料。经常在电脑前工作的人员，可选择白茶作为抗辐射的饮料。春天的时候可以喝点花茶，因为花茶性温，可以散发冬天积郁在人体内的寒气，促进人体的阳气。夏季可饮用绿茶，有清热消暑之效。秋天天气干燥，可饮青茶，如乌龙、铁观音等，能清除体内余热，恢复津液。冬天适宜饮用红茶，红茶性温，含有丰富的蛋白质，能够强身补体。

中华民族在不断地生产实践中认识、总结出茶的价值和功效，而每种茶的做法和功效都有所区别，大家是否都了解呢？

茶的品种有很多，不仅包括六大茶类（绿茶、红茶、乌龙茶、黄茶、白茶、黑茶），还有花茶、萃取茶、果味茶等等。以下主要介绍六大茶类的区别和保健功效。

（1）绿茶属于不发酵茶类，按初制加工过程中杀青和干燥方式的不同，可将其分为炒青绿茶、烘青绿茶、晒青绿茶和蒸青绿茶四种。西湖龙井、洞庭碧螺春、信阳毛尖、眉茶、黄山毛峰、普陀佛茶、古丈毛尖等属于绿茶。绿茶具有抗衰老、降血脂、防动脉硬化、降低心血管疾病发病率（绿茶本身含有茶单宁，茶单宁是提高血管韧性的，使血管不容易破裂）的作用。同时具有瘦身减脂、防蛀齿、清口臭、防癌、美白及防紫外线的作用。经常吸烟者，喝喝绿茶，可减少尼古丁的伤害。此外，绿茶能够抗菌，具备调节肠道的功能；还可改善消化不良情况，例如，由细菌引起的急性腹泻，可通过喝一点绿茶减轻病况。

（2）红茶属于发酵茶类。红茶按外形可分为红条茶和红碎茶两类。川红工夫、滇红工夫、祁门工夫属于红茶的一种。红茶品性温和，香味醇厚。可以帮助胃肠消化、去油腻、开胃口、助养生、促进食欲，可利尿、消除水肿，有强壮心肌功能。红茶抗菌力强，用它漱口可预防滤过性病毒引起的感冒，并预防蛀牙与食物中毒。红茶降低血糖值与高血压的功效不逊于绿茶，且更有益于心脏。对脾胃虚弱的人来说，喝红茶时加点奶，可以起到一定的温胃作用。

（3）乌龙茶因外形色泽青褐，又名青茶，属半发酵茶类。主产于福建、广东、台湾三省。武夷岩茶、黄金贵、大红袍、铁观音、凤凰单枞、台湾冻顶乌龙等属于乌龙茶的品种。乌龙茶初制工艺介于红、绿茶之间，故乌龙茶既具有绿茶的清香和花香，又具有红茶醇厚、回味甘美的滋味。青茶作为我国特种名茶，除了与一般茶叶一样具有提神益思、消除疲劳、生津利尿、解热防暑、杀菌消炎、祛寒解酒、解毒防病、消食去腻、减肥健美等保健功能外，其特殊功效还突出表现在防癌症、降血脂、抗衰老等方面。青茶具有药理作用的主要成分是茶多酚、咖啡因、脂多糖等。

（4）黄茶属微发酵茶类，依原料老嫩不同可分为黄芽茶、黄小茶和黄大茶三大类。湖南的君山银针、四川的蒙顶黄芽、安徽的霍山黄芽、平阳黄汤属于黄茶品种。闷茶是黄茶品质形成的关键工艺，在闷黄的过程中，会产生大量的消化酶，对脾胃最有好处，消化不良、食欲不振、懒动肥胖都可饮而化之。而温州黄汤能更好地发挥黄茶原茶的功能——温州黄汤更能穿入脂肪细胞，使脂肪细胞在消化酶的作用下恢复代谢功能，将脂肪化除。黄茶中富含茶多酚、氨基酸、可溶糖、维生素等丰富营养物质。对防治食道癌有明显功效。此外，黄茶鲜叶中天然物质保留有85%以上，而这些物质对防癌、抗癌、杀菌、消炎均有特殊效果。

（5）白茶属轻发酵茶类，白茶分为白芽茶和白叶茶两类，主产于福建省的福鼎、政和等县，台湾省也有少量生产。白毫银针、白牡丹属于白茶优品。白茶功效具有三抗（抗辐射、抗氧化、抗肿瘤）三降（降血压、降血脂、降血糖）之保健功效，同时还有防治糖尿病、预防脑血管病、降血压、抗病毒、提高免疫力等功效。白茶中富含氨基酸等物质，可以达到祛暑解毒的功效；白茶中含有维生素A等，能有效地预防夜盲症与眼干燥症，白茶中含有的咖啡因和多酚类物质可以起到提神益思、杀菌消炎、利尿等作用。

（6）黑茶属后发酵茶类，是我国特有的茶类，主产区为湖南、四川、云南、湖北等地，主销于新疆、青海、西藏等边疆少数民族。黑茶属于后发酵茶，云南普洱、安化黑茶、梧州六堡茶等属于黑茶的品种。黑茶独特的加工过程，尤其是微生物的参与，使其具有特殊的药理功效，富含的茶多糖类化合物被医学界认为具有调节体内糖代谢（防止糖尿病）、降血脂、血压，抗血凝、血栓，提高机体免疫力的作用。临床试验证明，黑茶之特殊功效显著，是其他茶类不可替代的。

预防中风茶饮简介：

（1）菊花20克，绿茶10克。用沸水冲泡，作为茶饮，每天2~3次，连服数天。

（2）三七末3克，绿茶10克，放入杯中，用沸水冲泡，作为茶饮。每天2次，连服数天。

（3）决明子红茶饮。决明子炒香放入密封瓶备用。红茶适量、决明子适量，放入杯中，用沸水冲泡，作为茶饮，可调脂降压，预防中风。

33. 葡萄酒

过量饮酒是中风的一大帮凶，但是适量饮用葡萄酒可以降低中风风险。适量饮用葡萄酒，每天不超过两小杯的人，患心脏病的风险比较低。哥本哈根预防性医学研究所用 16 年时间研究了 13000 多人，其中每周喝1 杯到 6 杯葡萄酒者，患中风的风险比从来不喝葡萄酒或很少喝葡萄酒者低 34%。葡萄酒，特别是红酒，含有利于健康的植物化合物，如丹宁、类黄酮和多酚等，有助于防止脂肪依附在血管壁上阻塞血管，保持血管壁弹性、预防动脉粥样硬化，从而降低中风风险。

运动预防

适当的运动锻炼是预防中风的重要手段，人体内的血液循环速度在运动时增快，从而使脑部血管中的血流量加大，脑细胞的供氧量得到提高，促进大脑新陈代谢，减轻大脑疲劳。同时，运动中有规律的协调动作可使大脑皮层运动区得到锻炼，增加大脑皮层的反应敏捷性、准确性，与此同时使抽象思维处于抑制的脑细胞得到良好的休息，进而改善大脑功能。运动对于脑血管的这种作用，对延缓大脑的功能衰退和组织萎缩具有重要意义。另外运动还可以消耗多余的热量，减少脂肪，但是运动需要持之以恒，每天坚持不间断地去做。适合老年人的运动如体操、慢跑、太极拳等轻松而缓和，而一些比较剧烈、有竞赛性质的运动，除非平日一直从事，否则不宜贸然尝试，徒增危险。

　　研究证实，经常运动可改善血流动力学的反应。同时，运动能调节人的情绪，特别是有规律的有氧运动有助于改变人的精神面貌，从而有效地增强人的抵抗力，预防疾病的发生。适度的运动有益身体健康，能预防中风。大多数人认为，中年以上的人，每天若能维持适度的"健康运动"，可以预防许多疾病的发生，包括高血压及中风。可是到目前为止，究竟多少量的健康运动能预防中风，仍缺乏足够的科学依据。有些学者认为，过度标榜运动的益处，而做出超过本身所能负荷的运动量，是一种"心理上的冲动"，很容易造成"肉体上的损害"，这都是因为人们不懂健身运动的真正意义，不明白怎样才算适度的运动所致。生理学者已经证实，适度的运动可以减低血液中胆固醇的含量，降低高血压患者的血压，并改善冠状动脉的循环。而高胆固醇、高血压、冠心病，都直接或间接与中风有关。

在这里推荐一些可以预防中风的运动疗法：

1. 摇头晃脑，中风减少

坚持每日颈部运动可以减少中风的发生危险。心脑血管专家在对不同职业的患者发病情况进行分析时发现，明显的中风低发病率者为油漆工。经过分析考虑可能与油漆工在工作时，需要不停地抬头低头、左右旋转颈部以粉刷油漆有关。不难发现，这种运动其实是一种轻柔的颈部运动，不仅增强了头部血管的抗压力，使颈部的肌肉、韧带、颈椎关节得到锻炼，也增强了颈部的耐力，减少了胆固醇沉积于颈动脉的机会，不仅有利于预防中风，还有利于预防高血压、颈椎病和青光眼。由此，研究者建议，普通人也可以经常做类似摇头晃脑的

摇头晃脑，中风减少

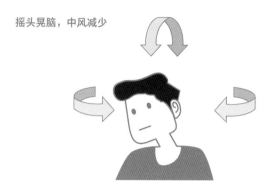

动作，动作时宜平坐，放松颈部肌肉，然后前后左右摇头晃脑各做 30～50 次，速度宜慢，每天早晚各做 3次，低血压患者可以在平躺时进行。中老年人可以在空闲休息时，轻轻地摇动颈部 2～3 分钟。注意清晨醒来不宜做。

2. 活动手指，中风可止

有资料表明，近七成的脑出血发生在右脑半球，这是由于大多数人都是右手利，习惯使用右手，则大脑左半球经常得到锻炼，相对的大脑右半球的脑血管或因缺少锻炼使血管壁变脆，所以，右脑半球发生出血、缺血、栓塞的可能性要比左脑半球大。由此可见，活动手指具有预防中风的作用。平时可以做一些比较精密的活动，如练书法、绘画、做手工艺品、雕刻、弹琴、玩健身球或摆弄玩具等。常用右手的人要多锻炼左手，常用左手的人锻炼右手，同时，注意锻炼手的皮肤敏感性和指关节的柔韧性，可以经常双手交替伸进热水和冷水中锻炼，或用毛刷轻轻叩击手掌和指甲，闭上眼睛摸按钮以及做握力运动等。

3. 左手摇扇，中风可防

如今，大部分家庭都有了电扇、空调，用手摇扇纳凉的人越来越少。但是，电扇与空调省力省时，制冷速度快，可如果使用不当，会带来"空调病"等困扰。而摇扇纳凉，虽然不如电扇和空调痛快，但不会导致"空调病"，而且还能预防脑血管疾病的发生。摇扇的动作需要协调配合手指关节、腕关节和肩关节以及上肢肌肉。在夏日，坚持摇扇纳凉，手指、腕和肩部关节、肌肉等同时得到了锻炼，不仅可以促进上肢的血液循环，还可增强和提高上肢肌肉力量以及各关节的协调配合能力。很多中老年人都因肩关节长期缺乏活动而导致肩周炎，而摇扇时，通过对肩部肌肉韧带的锻炼，可增强其力量和灵活性，从而有效地预防肩周炎。

摇扇是一种单侧上肢的肢体运动，在使肢体的关节、肌肉得到锻炼的同时，还可锻炼大脑血管的收缩和舒张功能。我们都知道，大脑对身体运动的控制是对侧交叉的，即左脑半球支配右侧肢体，右脑半球支配左侧肢体。大部分人因为右手顺利的关系，普遍长期惯用右手，左手运动少，致使右脑半球缺乏锻炼。而我们在刚才已经提过，脑出血发生部位大多在右脑半球，就是支配左侧肢体活动的右脑半球血管得不到锻炼而显得比较脆弱之故。根据这一原理，夏日经常左手摇扇，可促进右脑功能，增强右脑半球血管的弹性，有效地预防中风的发生。

4. 梳头十分钟，轻松防中风

俗话说，抗衰老，先治脑。大脑是支配人体思维、活动和感觉的总控，是人体的司令部，保护脑部对人体的健康意义重大。中风是老年人的常见病，而坚持梳头就是一种最简单易行的预防办法。

梳头，不仅是整顿仪表的需要，而且对自我保健大有益处，尤其是对中风能起到很好的预防作用。俗话说："梳头十分钟，轻松防中风"就是这个道理。用梳具梳头刺激头部经络和内脏相对应于头表的全息穴位，把操作时产生的生物信息，通过经络与全息的传感关系作用于头部，使头部毛孔张开、排泄，邪气外散，从而达到疏通经络，振奋阳气，祛瘀排毒，调理脏器，提高机体抗病能力的作用。梳头，还有神经反射作用，改善血液循环，促进组织细胞的新陈代谢，这种微妙的关系和微妙的作用，贯穿于梳头的全过程。同时，要想获取较好的理疗作用，梳头时要有耐心并且动作宜缓慢，梳具需要作用到头皮，反复进行，以头皮能感到微热最好。一般地说，要使梳头达到保健的作用，最好每次梳理的时间在 10 分钟左右，早晚各进行一次效果最为理想。

梳具最好选用玉质、牛角质或木质的，而不用塑料制品。玉梳和多功能牛角梳最为理想，因为它含有丰富的矿物质和微量元素，对人体的健康大有裨益。

5. 中风倾向者宜改变晨练习惯

很多人都有清晨早起进行晨练的习惯。但从医学角度讲，早晨并不是锻炼的最佳时间，尤其对心脑血管疾病患者和中老年人来说，更不宜清晨进行锻炼，因为早晨锻炼易发生意外。医学家们发现，心脑血管疾病患者的发病时间和死亡时间常在早晨。一些日本专家研究认为，清晨跑步有可能直接导致心脑血管栓塞，而晚间跑步对健康才是有益的。

针对晨练的主要预防措施如下：

早晨醒来以后先不要着急起身，可继续在床上休息几分钟，然后再缓慢起床。切记不要立即起身，起床的时候，动作也不要过猛过急。如果要进行户外锻炼，则锻炼时间最好由清晨改为晚上，并根据自己身体情况选择力所能及的运动，如散步、慢跑、快走、太极拳、气功、健身操等，切记不要从事剧烈活动，并且运动的量需要适度。另外，要选择自己熟悉的场地锻炼，以防因天黑看不清楚，而发生意外。

6. 脚踝转动疗法

每日早晚平卧在床上或坐在床上，先将脚背伸直，两脚踝向外转动 15 次，向内亦转动 15 次；然后两脚背竖直，两脚踝再向外转动 15 次，向内转动 15 次，长期坚持此法锻炼，可预防中风的发生。

7."快走"预防中风

《美国医药学会季刊》日前刊登哈佛大学的研究报告指出，中老年女性如果每天快走 45 分钟到 1 个小时，那么患中风的概率可以降低 40%。预防中风的效果与慢跑、打网球、骑自行车等较激烈的快节奏运动是相同的。研究报告指出，如果在 2 分钟内走完 100 米的距离，这样的速度可以称之为"快走"了，因为这个速度可以让心肺功能产生有效的运动，有利于防止中风的发生。

8. 按搓手心控制血压

规律按搓手心可以控制血压。具体做法是：先从右手开始，用左手的大拇指用力按搓右手心一直往上按到中指尖，有热感为度。然后再照样按左手心到中指尖各 30 次。在按搓过程中，心情平静，呼吸均匀，全身放松。一旦发现血压升高，随时可进行。

9. 擦颈发热预防措施

中老年人双手摩擦发热后，迅速按摩颈部左右两侧，用力中等，速度稍快，以皮肤发热、发红为止，每天早晚各做 4～8 分钟。

10. 耸耸肩膀

轻轻地耸肩运动可以使肩部的神经、血管和肌肉放松，活血通络，为椎动脉血液流入大脑提供人工的动力，能预防缺血性脑卒中。中老年人从睡梦中醒来后，可以慢慢从床上坐起来，然后进行双肩上提、放下的反复运动，每次 5～10 分钟，可以起到较好的预防作用。

11. 多用左手

我们已经多次提到，临床调查发现，中风大多发生在人大脑的右半球。这是因为人大脑的左半球负责支配右侧的身体，而大脑的右半球负责支配左侧的身体。大多数人都习惯使用右手，因此其大脑左半球的血管弹性会不断得到锻炼，于是这一侧脑部血管就不容易发生硬化和破裂，从而减少缺血、栓塞、出血的发生。而人大脑右半球上的血管由于得不到经常地使用，就很容易发生硬化和破裂。因此，中老年人在平时应有意识地多使用左手，以便增强大脑右半球血管的弹性，有效地预防中风的发生。

中老年人平时要有目的地多使用左手和左脚，多活动多锻炼左侧肢体，如玩健身球、提抓物品等，改善左侧肢体的灵活性和减少废用性萎缩，可降低中风发生的概率。可进行空抓左手练习，每次早、中、晚各 1 组，每组各 200～400 次。

12. 晃动排便

无论是坐着还是蹲着，臀部晃动排大便好处大，它不但可以预防痔疮，而且还可避免心脑血管病患者因过度屏气排便，腹壁肌和膈肌强烈收缩，使腹压增高，从而使心脏排血阻力增加，动脉血压和心肌耗氧量增加，而导致脑出血等意外。

中老年人只要将臀部轻轻地左右晃动，也可上下晃动，不需用力屏气，经过 5～10 分钟时间，大便就会沿着肠壁往下滑落，排出肛门。注意尽量用坐便，这样可持久。

13. 仰卧睡觉

睡觉采用仰卧比较妥当，因为侧卧易加重血流障碍，动脉血管扭曲挤压，使原已因动脉硬化而管腔变狭窄的颈动脉血管内血流速度减慢，比较容易在动脉内膜损伤处形成附壁血栓，血栓一旦脱落，就易发生中风。中老年人宜多采用仰卧方式睡眠，对中风有预防作用。当然患病的患者除外。

14. 午间小睡

午间小睡可以起到放松身心、恢复精力的作用。午睡时中枢神经活动减慢，骨骼肌处于休息状态，心跳减慢，血压下降。一般中午 12 时至下午 3 时，脑出血发病患者人数很少，这与午睡有关。

中老年人要保证午睡的睡眠质量，则午饭不要吃得太饱，饭后稍事休息再躺下，并放松腰带。不能以坐着打盹代替午睡，因为这样不利于消除疲劳。

15. 揉拍穴位

足三里是足阳明胃经上的要穴，轻揉足三里，能通经活络，防治下肢酸痛、瘫痪、麻木等症，对防治脑血栓有一定功效。中老年人在揉拍穴位之前，应先搓揉双手手掌，待两掌发热后，将双脚自然并拢，腿部自然外展，使双下肢尽量放松。活动两腕关节，同时轻轻拍打两膝下 3 寸、胫骨外方约 1 寸处的足三里穴，共拍打36 次，逆时针揉 36 次，每次揉拍 3~5 分钟。

16. 中风预防的两个"三"

中风预防的两个"三"是指"三个半分钟"和"三个半小时"。"三个半分钟"是指每次睡觉醒来后，继续平卧半分钟，再在床上坐半分钟，双腿下垂床沿半分钟，然后再下地活动。研究调查表明，七成以上的脑梗死、脑出血、心脏猝死等发生在夜间，24 小时动态心电图监测研究发现，夜间醒来突然起身时常伴有一过性心肌缺血和心律失常，与心脏意外密切相关。研究还发现，许多患者的心率水平白天一直较平稳，但会在夜间出现几次大的波动，且多发生在患者夜间起床上厕所的时候。产生的原因主要是由于体位的突然变化，导致心脑血管供血不足，加上老年人自主神经调节慢，更容易发生危险，造成无可挽回的严重后果。防止夜间出现上述情况最有效可靠的方法就是做到"三个半分钟"，缓慢地改变体位，防止血压迅速波动，使老年人自主神经得以调节，从而防止中风的发生。

"三个半小时"是指早上散步半小时，午睡半小时，晚饭后散步半小时。俗话说："树老根先竭，人老腿先衰""百练走为先"，对于有心血管疾病的人，步行是他们最有效的运动方式，老年人通过长期散步，特别是在绿荫道上散步，可使精神得以放松，心情舒畅，血压下降，呼吸平和。

现代医学认为，动脉粥样硬化在初期阶段是可逆

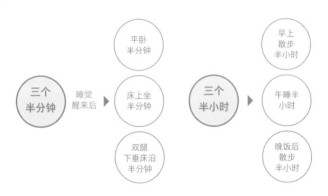

的。研究证实，规律步行运动一年后，动脉粥样硬化的程度将会减少 10% 以上，尤其是晚饭后散步，同时还可起到促进消化，改善睡眠的作用，其效果并不亚于服用安眠药物，但步行速度不宜太快，应因人而异，量力而行。

17. 迈大步健走

健走要求走路迈大步，速度应达到每分钟 60 步以上，每周至少 3 次，每次运动 45 分钟。

18. 肩部运动

双手掌心先向下，然后交叉放在双肩部，两肩由后向前旋转 10 次，再由前向后旋转 10 次。接着分别做双肩上提、放下的反复运动，让肩部肌肉由紧张到放松，再由放松到紧张，得到充分锻炼。

19. 双足画圈

将双足尖翘起，在地上分别做出画圈动作，可以起到疏通经络的作用，还能调和气血，从而降低中风危险。

20. 空中抓手

尽量张开十指，向空中用力抓取，再双手握拳，每次重复 100 下，每天做三次。对于预防中风也有好处。

21. 五禽戏

五禽戏是传统的健身术之一，是华佗创造的，他十分提倡导引养生，非常重视体育锻炼对人体健康的作用。他认为适度的活动能使消化能力增强，血脉畅通，不易发生疾病，并根据"流水不腐，户枢不蠹"的原理，创造了五禽戏。现代医学研究发现，五禽戏是一种行之有效的锻炼方式。它能锻炼和提高神经系统的功能，提高大脑的抑制和调节功能，有利于神经细胞的修复和再生。此外，它还能够提高肺功能、肠胃的活动以及分泌功能，促进消化吸收，为机体活动提供养料。五禽戏主要是模仿虎、鹿、熊、猿、鸟五种动物的形态、动作和神态，以舒展筋骨、畅通经脉。以下介绍五禽戏功法，采纳国家体育总局健身气功管理中心编的版本，具体做法如下：

预备势　起势调息

动作一：两脚并拢，自然伸直；两手自然垂于体侧；胸腹放松，头项正直，下颏微收，舌抵上腭；目视前方。

动作二：左脚向左平开一步，稍宽于肩，两膝微屈，松静站立；调息数次，意守丹田。

动作三：肘微屈，两臂在体前向上、向前平托，与胸同高。

动作四：两肘下垂外展，两掌向内翻转，并缓慢下按于腹前；目视前方。

重复动作三、动作四两遍后，两手自然垂于体侧。

动作要点

（1）两臂上提下按，意在两掌劳宫穴，动作柔和、均匀、连贯。

（2）动作也可配合呼吸，两臂上提时吸气，下按时呼气。

功理与作用

（1）排除杂念，诱导入静，调和气息，宁心安神。

（2）吐故纳新，升清降浊，调理气机。

虎戏

"虎戏"要体现虎的威猛，神发于目，虎视眈眈；威生于爪，伸缩有力；神威并重，气势凌人。动作变化要做到刚中有柔、柔中生刚、外刚内柔、刚柔相济，具有动如雷霆无阻挡、静如泰山不可摇的气势。

第一式　虎举

动作一：接上式。两手掌心向下，十指撑开，再弯曲成虎爪状；目视两掌。

动作二：随后，两手外旋，由小指先弯曲，其余四指依次弯曲握拳，两拳沿体前缓慢上提。至肩前时，十指撑开，举至头上方再弯曲成虎爪状；目视两掌。

动作三：两掌外旋握拳，拳心相对；目视两拳。

动作四：两拳下拉至肩前时，变掌下按。沿体前下落至腹前，十指撑开，掌心向下；目视两掌。

重复动作一至动作四三遍后，两手自然垂于体侧；目视前方。

动作要点

（1）十指撑开、弯曲成"虎爪"和外旋握拳，三个环节均要贯注劲力。

（2）两掌向上如托举重物，提胸收腹，充分拔长躯体；两掌下落如拉双环，含胸松腹，气沉丹田。

（3）眼随手动。

（4）动作可配合呼吸，两掌上举时吸气，下落时呼气。

功理与作用

（1）两掌举起，吸入清气；两掌下按，呼出浊气。一升一降，疏通三焦气机，调理三焦功能。

（2）手成"虎爪"变拳，可增强握力，改善上肢远端关节的血液循环。

第二式　虎扑

动作一：接上式。两手握空拳，沿身体两侧上提至肩前上方。

动作二：两手向上、向前划弧，十指弯曲成"虎爪"，掌心向下；同时上体前俯，挺胸塌腰；目视前方。

动作三：两腿屈膝下蹲，收腹含胸；同时，两手向下划弧至两膝侧，掌心向下；目视前下方。随后，两腿伸膝，送髋，挺腹，后仰；同时，两掌握空拳，沿体侧向上提至胸侧；目视前上方。

动作四：左腿屈膝提起，两手上举。左脚向前迈出一步，脚跟着地，右腿屈膝下蹲，成左虚步；同时上体前倾，两拳变"虎爪"向前、向下扑至膝前两侧，掌心向下；目视前下方。随后上体抬起，左脚收回，开步站立；两手自然下落于体侧；目视前方。

动作五至动作八：同动作一至动作四，惟左右相反。

重复动作一至动作八一遍后，两掌向身体侧前方举起，与胸同高，掌心向上；目视前方。两臂屈肘，两掌内合下按，自然垂于体侧；目视前方。

动作要点

（1）上体前俯，两手尽力向前伸，而臀部向后引，充分伸展脊柱。

（2）屈膝下蹲、收腹含胸要与伸膝、送髋、挺腹、后仰动作过程连贯，使脊柱形成由折叠到展开的蠕动，两掌下按上提要与之配合协调。

（3）虚步下扑时，速度可加快，先柔后刚，配合快速深呼气，气由丹田发出，以气催力，力达指尖，表出虎的威猛。

（4）中老年习练者和体弱者，可根据情况适当减小动作幅度。

功理与作用

（1）虎扑动作形成了脊柱的前后伸展折叠运动，尤其是引腰前伸，增加了脊柱各关节的柔韧性和伸展度，可使脊柱保持正常的生理弧度。

（2）脊柱运动能增强腰部肌肉力量，对常见的腰部疾病，如腰肌劳损、习惯性腰扭伤等症有防治作用。

（3）督脉行于背部正中，任脉行于腹部正中。脊柱的前后伸展折叠，牵动任、督两脉，起到调理阴阳、疏通经络、活跃气血的作用。

鹿戏

鹿喜挺身眺望，好角抵，运转尾闾，善奔走，通任、督两脉。习练"鹿戏"时，动作要轻盈舒展，神态要安闲雅静，臆想自己置身于群鹿中，在山坡、草原上自由快乐地活动，

第三式　鹿抵

动作一：接上式。两腿微屈，身体重心移至右腿，左脚经右脚内侧向左前方迈步，脚跟着地；同时，身体稍右转；两掌握空拳，向右侧摆起，拳心向下，高与肩平；目随手动，视右拳。

动作二：身体重心前移；左腿屈膝，脚尖外展踏实；右腿伸直蹬实；同时，身体左转，两掌成"鹿角"，向上、向左、向后划弧，掌心向外，指尖朝后，左臂弯曲外展平伸，肘抵靠左腰侧；右臂举至头前，向左后方伸抵，掌心向外，指尖朝后；目视右脚跟。随后，身体右转，左脚收回，开步站立；同时两手向上、向右、向下划弧，两掌握空拳下落于体前；目视前下方。

动作三、动作四：同动作一、动作二，惟左右相反。

动作五至动作八：同动作一至动作四。

重复一至八动一遍。

动作要点

（1）腰部侧屈拧转，侧屈的一侧腰部要压紧，另一侧腰部则借助上举手臂后伸，得到充分牵拉。

（2）后脚脚跟要蹬实，固定下肢位置，加大腰、腹部的拧转幅度，运转尾闾。

（3）动作可配合呼吸，两掌向上划弧摆动时吸气，向后伸抵时呼气。

功理与作用

（1）腰部的侧屈拧转，使整个脊椎充分旋转，可增强腰部的肌肉力量，也可防治腰部的脂肪沉积。

（2）目视后脚脚跟，加大腰部在拧转时的侧屈程度，可防治腰椎小关节紊乱等症。

（3）中医认为，"腰为肾之府"。尾闾运转，可起到强腰补肾、强筋健骨的功效。

第四式　鹿奔

动作一：接上式。左脚向前跨一步，屈膝，右腿伸直成左弓步；同时，两手握空拳，向上、向前划弧至体前，屈腕，高与肩平，与肩同宽，拳心向下；目视前方。

动作二：身体重心后移；左膝伸直，全脚掌着地，右腿屈膝；低头，弓背，收腹；同时，两臂内旋，两掌相对，拳变"鹿角"。

动作三：身体重心前移两掌前伸，上体抬起；右腿伸直，左腿屈膝，成左弓步；松肩沉肘，两臂外旋，"鹿角"变空拳，高与肩乎，拳心向下；目视前方。

动作四：左脚收回，开步直立；两拳变掌，回落于体侧；目视前方。

动作五至动作八：同动作一至动作四,惟左右相反。

重复动作一至动作八一遍后，两掌向身体侧前方举起，与胸同高，掌心向上；目视前方。屈肘，两掌内合下按，自然垂于体侧；目视前方。

动作要点

（1）提腿前跨要有弧度，落步轻灵，体现鹿的安舒神态。

（2）身体后坐时，两臂前伸，胸部内含，背部形成"横弓"状；头前伸，背后拱，腹收缩，臀内敛，形成"竖弓"状，使腰、背部得到充分伸展和拔长。

（3）动作可配合呼吸。身体后坐时，配合吸气。重心前移时，配合呼气。

功理与作用

（1）两臂内旋前伸，肩、背部肌肉得到牵拉，对颈肩综合征、肩关节周围炎等症有防治作用；躯干弓背收腹，能矫正脊柱畸形，增强腰、背部肌肉力量。

（2）向前落步时，气充丹田。身体重心后坐时，气运命门，加强了人的先天与后天之气的交流。尤其是重心后坐，整条脊柱后弯，内夹尾闾，后凸命门，打开大椎，意在疏通督脉经气，具有振奋全身阳气的作用。

熊戏

"熊戏"要表现出熊憨厚沉稳、松静自然的神态。运势外阴内阳，外动内静，外刚内柔，以意领气，气沉丹田；行步外观笨重拖沓，其实笨中生灵，蕴含内劲，沉稳之中显灵敏。

第五式　熊运

动作一：接上式。两掌握空拳成"熊掌"，拳眼相对，垂于下腹部；目视两拳。

动作二：以腰、腹为轴，上体做顺时针摇晃；同时，两拳随之沿右肋部、上腹部、左肋部、下腹部划圆；目随上体摇晃环视。

动作三、动作四：同动作一、动作二。

动作五至动作八：同动作一至动作四，惟左右相反，上体做逆时针摇晃，两拳随之划圆。

做完最后一个动做，两拳变掌下落，自然垂于体侧；目视前方。

动作要点

（1）两掌划圆应随腰、腹部的摇晃而被动牵动，要协调自然。

（2）两掌划圆是外导，腰、腹摇晃为内引，意念内气在腹部丹田运行。

（3）动作可配合呼吸，身体上提寸吸气，身体前俯时呼气。

功理与作用

（1）活动腰部关节和肌肉，可防治腰肌劳损及软组织损伤。

（2）腰腹转动，两掌划圆，引导内气运行，可加强脾，胃的运化功能。

（3）运用腰、腹摇晃，对消化器官进行体内按摩，可防治消化不良、腹胀纳呆、便秘腹泻等症。

第六式　熊晃

动作一：接上式。身体重心右移；左髋上提，牵动左脚离地，再微屈左膝；两掌握空拳成"熊掌"；目视左前方。

动作二：身体重心前移；左脚向左前方落地，全脚掌踏实，脚尖朝前，右腿伸直；身体右转，左臂内旋前靠，左拳摆至左膝前上方，拳心朝左；右拳摆至体后，拳心朝后；目视左前方。

动作三：身体左转，重心后坐；右腿屈膝，左腿伸直；拧腰晃肩，带动两臂前后弧形摆动；右拳摆至左膝前上方，拳心朝右；左拳摆至体后，拳心朝后；目视左前方。

动作四：身体右转，重心前移；左腿屈膝，右腿伸直；同时，左臂内旋前靠，左拳摆至左膝前上方，拳心朝左；右拳摆至体后，拳心朝后；目视左前方。

动作五至动作八：同动作一至动作四，惟左右相反。

重复动作一至动作八一遍后，左脚上步，开步站立；同时，两手自然垂于体侧。两掌向身体侧前方举起，与胸同高，掌心向上；目视前方。屈肘，两掌内合下按，自然垂于体侧；目视前方。

动作要点

（1）用腰侧肌群收缩来牵动大腿上提，按提髋、起腿、屈膝的先后顺序提腿。

（2）两脚前移，横向间距稍宽于肩，随身体重心前移，全脚掌踏实，使震动感传至髋关节处，体现熊步的沉稳厚实。

功理与作用

（1）身体左右晃动，意在两胁，调理肝脾。

（2）提髋行走，加上落步的微震，可增强髋关节周围肌肉的力量，提高平衡能力，有助于防治老年人下肢无力、髋关节损伤、膝痛等症。

猿戏

猿生性好动，机智灵敏，善于纵跳，折枝攀树，躲躲闪闪，永不疲倦。习练"猿戏"时，外练肢体的轻灵敏捷，欲动则如疾风闪电，迅敏机警；内练精神的宁静，欲静则似静月凌空，万籁无声，从而达到"外动内静""动静结合"的境界。

第七式　猿提

动作一：接上式。两掌在体前，手指伸直分开，再屈腕撮拢捏紧成"猿钩"。

动作二：两掌上提至胸，两肩上耸，收腹提肛；同时，脚跟提起，头向左转；目随头动，视身体左侧。

动作三：头转正，两肩下沉，松腹落肛，脚跟着地；"猿钩"变掌，掌心向下；目视前方。

动作四：两掌沿体前下按落于体侧；目视前方。

动作五至动作八：同动作一至动作四，惟头向右转。

重复动作一至动作八一遍。

动作要点

（1）掌指撮拢变钩，速度稍快。

（2）按耸肩、收腹、提肛、脚跟离地、转头的顺序，上提重心。耸肩、缩胸、屈肘、提腕要充分。

（3）动作可配合提肛呼吸。两掌上提吸气时，用意提起会阴部；下按呼气时，放下会阴部。

功理与作用

（1）"猿钩"的快速变化，意在增强神经 – 肌肉反应的灵敏性。

（2）两掌上提时，缩项，耸肩，团胸吸气，挤压胸腔和颈部血管。

两掌下按时，伸颈，沉肩，松腹，扩大胸腔体积，可增强呼吸，按摩心脏，改善脑部供血。

（3）提踵直立，可增强腿部力量，提高平衡能力。

第八式　猿摘

动作一：接上式。左脚向左后方退步，脚尖点地，右腿屈膝，重心落于右腿；同时，左臂屈肘，左掌呈"猿钩"收至左腰侧；右掌向右前方自然摆起，掌心向下。

动作二：身体重心后移；左脚踏实，屈膝下蹲，右脚收至左脚内侧，脚尖点地，呈右丁步；同时，右掌向下经腹前向左上方划弧至头左侧，掌心对太阳穴；目先随右掌动，再转头注视右前上方。

动作三：右掌内旋，掌心向下，沿体侧下按至左髋侧；目视右掌。右脚向右前方迈出一大步，左腿蹬伸，身体重心前移；右腿伸直，左脚脚尖点地；同时，右掌经体前向右上方划弧，举至右上侧变"猿钩"，稍高于肩；左掌向前、向上伸举，屈腕撮钩，呈采摘式；目视左掌。

动作四：身体重心后移；左掌由"猿钩"变为"握固"（拇指屈曲，指端压于无名指根部，其余四指握拳）；右手变掌，自然回落于体前，虎口朝前。随后，左腿屈膝下蹲，右脚收至左脚内侧，脚尖点地，呈右丁步；同时，左臂屈肘收至左耳旁，掌指分开，掌心向上，呈托桃状；右掌经体前向左划弧至左肘下捧托；目视左掌。

动作五至动作八：同动作一至动作四，惟左右相反。

重复动作一至动作八一遍后，左脚向左横开一步，两腿直立；同时，两手自然垂于体侧。两掌向身体侧前方举起，与胸同高，掌心向上；目视前方。屈肘，两掌内合下按，自然垂于体侧；目视前方。

动作要点

（1）眼要随上肢动作变化左顾右盼，表现出猿猴眼神的灵敏。

（2）屈膝下蹲时，全身呈收缩状。蹬腿迈步，向上采摘，肢体要充分展开。采摘时变"猿钩"，手指撮拢快而敏捷；变握固后，成托桃状时，掌指要及时分开。

（3）动作以神似为主，重在体会其意境，不可太夸张。

功理与作用

（1）眼神的左顾右盼，有利于颈部运动，促进脑部的血液循环。

（2）动作的多样性体现了神经系统和肢体运动的协调性，模拟猿猴

在采摘桃果时愉悦的心情，可减轻大脑神经系统的紧张度，对神经紧张、精神忧郁等症有防治作用。

鸟戏

鸟戏取形于鹤。鹤是轻盈安详的鸟类，人们习惯用它寓意健康长寿。习练时，要表现出鹤的昂然挺拔、悠然自得的神韵。仿效鹤翅飞翔，抑扬开合。两臂上提，伸颈运腰，真气上引；两臂下合，含胸松腹，气沉丹田。活跃周身经络，灵活四肢关节。

第九式　鸟伸

动作一：接上式。两腿微屈下蹲,两掌在腹前相叠。

动作二：两掌向上举至头前上方，掌心向下，指尖向前；身体微前倾，提肩，缩项，挺胸，塌腰；目视前下方。

动作三：两腿微屈下蹲；同时，两掌相叠下按至腹前；目视两掌。

动作四：身体重心右移；右腿蹬直，左腿伸直向后抬起；同时，两掌左右分开，掌呈"鸟翅"（五指伸直，中指、无名指下低，其余三指背伸），向体侧后方摆起，掌心向上；抬头，伸颈，挺胸，塌腰；目视前方。

动作五至动作八：同动作一至动作四，惟左右相反。

重复动作一至动作八一遍后，左脚下落，两脚开步站立，两手自然垂于体侧；目视前方。

动作要点

（1）两掌在体前相叠，上下位置可任选，以舒适自然为宜。

（2）注意动作的松紧变化。掌上举时，颈、肩、臀部紧缩；下落时，两腿微屈，颈、肩、臀部松沉。

（3）两臂后摆时，身体向上拔伸，并形成向后反弓状。

功理与作用

（1）两掌上举吸气，扩大胸腔；两手下按，气沉丹田，呼出浊气，可加强肺的吐故纳新功能，增加肺活量，改善慢性支气管炎、肺气肿等病的症状。

（2）两掌上举，作用于大椎和尾闾，督脉得到牵动；两掌后摆，身体成反弓状，任脉得到拉伸。这种松紧交替的练习方法，可增强疏通任、督两脉经气的作用。

第十式　鸟飞

接上式。两腿微屈；两掌呈"鸟翅"合于腹前，掌心相对；目视前下方。

动作一：右腿伸直独立，左腿屈膝提起，小腿自然下垂，脚尖朝下；同时，两掌呈展翅状，在体侧平举向上，稍高于肩，掌心向下；目视前方。

动作二：左脚下落在右脚旁，脚尖着地，两腿微屈；同时，两掌合于腹前，掌心相对；目视前下方。

动作三：右腿伸直独立，左腿屈膝提起，小腿自然下垂，脚尖朝下；同时，两掌经体侧，向上举至头顶上方，掌背相对，指尖向上；目视前方。

动作四：左脚下落在右脚旁，全脚掌着地，两腿微屈；同时，两掌合于腹前，掌心相对；目视前下方。

动作五至动作八：同动作一至动作四，惟左右相反。

重复动作一至动作八一遍后，两掌向身体侧前方举起，与胸同高，掌心向上；目视前方。屈肘，两掌内合下按，自然垂于体侧；目视前方。

动作要点

（1）两臂侧举，动作舒展，幅度要大，尽量展开胸部两侧；两臂下落内合，尽量挤压胸部两侧。

（2）手脚变化配合协调，同起同落。

（3）动作可配合呼吸，两掌上提时吸气，下落时呼气。

功理与作用

（1）两臂的上下运动可改变胸腔容积，若配合呼吸运动可起到按摩心肺、增强血氧交换能力的作用。

（2）拇指、食指的上翘紧绷，意在刺激手太阴肺经，加强肺经经气的流通，提高心肺功能。

（3）提膝独立，可提高人体平衡能力。

收势　引气归元

动作一：两掌经体侧上举至头顶上方，掌心向下。

动作二：两掌指尖相对，沿体前缓慢下按至腹前；目视前方。

重复动作一、动作二两遍。

动作三：两手缓慢在体前划平弧，掌心相对，高与脐平；目视前方。

动作四：两手在腹前合拢，虎口交叉，叠掌；眼微闭静养，调匀呼吸，意守丹田。

动作五：数分钟后，两眼慢慢睁开，两手合掌，在胸前搓擦至热。

动作六：掌贴面部，上、下擦摩，浴面 3~5 遍。

动作七：两掌向后沿头顶、耳后、胸前下落，自然垂于体侧；目视前方。

动作八：左腿提起向右脚并拢，前脚掌先着地，随之全脚踏实，恢复成预备式；目视前方。

动作要点

（1）两掌由上向下按时，身体各部位要随之放松，直达脚底涌泉穴。

（2）两掌腹前划平弧动作，衔接要自然、圆活，有向前收拢物体之势，意将气息合抱引入丹田。

功理与作用

（1）引气归元就是使气息逐渐平和，意将练功时所得体内、外之气，导引归入丹田，起到和气血、通经脉、理脏腑的功效。

（2）通过搓手、浴面，恢复常态，收功。

注意事项

做五禽戏的具体的动作时，一定要准备工作充分，地静不如身静，身静不如心静。情绪不稳容易摔倒，受伤，闪腰，扭筋，不要追求感觉，动作过大过猛，要循序渐进，顺其自然，功到自然成。

22. 八段锦

八段锦是中国古代流传下来的一种健身术，体势动作古朴高雅，共由八节组成，故名"八段锦"。八段锦其实有两种形式，一为坐式八段锦，包括宁神静坐、手抱昆仑、指敲玉枕、微摆天柱、手摩精门、左右辘轳、托按攀足和任督运转八组动作。二为站式八段锦，分南派与北派。南派运动量小，北派运动量大。常见的是南派。包括双手托天理三焦、左右开弓似射雕、调理脾胃须单举、五劳七伤往后瞧、摇头摆尾去心火、两手攀足固肾腰、攒拳怒目增力气和背后七颠把病消八组动作。八段锦对身体的好处，简单概述为聪耳明目、延年益寿。用现代医学分析，就是活动全身关节、肌肉、调养情志、改善新陈代谢、增强心肺功能、促进血液循环，从而达到提高身体免疫力，增强体质，防病祛病的目的。八段锦动作简单易学，经常锻炼，对增强体质，调节人体内各脏腑经络气血的运行，均有显著的功效。锻炼时也不需要特别的场地和要求，适用于各种年龄、各种身体状况的人。由于功法篇幅太长，本书只具体介绍站式八段锦的内容，加入了国医大师邓铁涛教对八段锦的介绍和理解，具体内容如下。

双手托天理三焦

预备姿势

直立，两臂自然下垂，手掌向内，两眼平视前方，舌尖轻抵硬腭，自然呼吸，周身关节放松，足趾抓地，意守丹田，以求精神集中片刻，两臂微曲，两手从体侧移至身前，十指交插互握，掌心向上。

动作

（1）两臂徐徐上举，至头前时，翻掌向上，肘关节伸直，头往后仰，两眼看手背，两腿伸直，同时脚跟上提，挺胸吸气。

（2）两臂放下，至头前时，掌心由前翻转向下，脚跟下落，臂肘放松，同时呼气。

（3）如此反复16~20遍，使呼气吸气均匀，最后十指松开，两臂由身前移垂于两侧，以作收势。此为第一段。

从第一段动作上看，主要是四肢和躯干的伸展运动，且以挺胸仰头为主。此动作有利于胸廓扩张，活动颈部诸肌，加强深呼吸，从而使身体有更多的氧气，同时加强了血液循环，尤其是头脑的血液循环，并将动脉血液运输给全身肌肉和各器官，以消除疲劳，清醒头脑。此动作对腰背肌肉骨骼也有良好作用，有助于矫正肩内收和圆背等不良姿势。所以经常伏案学习和工作的年轻人也可以练一练八段锦。

"三焦"即上焦、中焦、下焦，是中医指人体部位的名称。上焦是指胸腔部器官，主要包括心、肺等脏器；中焦是指上腹部器官，主要指脾胃等脏腑；下焦是指下腹部和盆腔部器官，包括肝和肾等脏腑。所谓"理三焦"是通过第一段的运动，调理和强健身体各内脏器官。这节动作强调挺胸，头往后仰，所以主要还是以调理肺脏与心血循环（上焦）为主，增加呼吸和血液循环。

左右开弓似射雕

预备姿势

左脚向左侧跨一步，两腿屈膝成马步，上体直，同时两臂平屈于两肩前，左手食指略伸直，左拇指外展微伸直，右手食指和中指弯屈，余指紧握。

动作

（1）左手向左侧平伸，同时右手向右侧猛拉，肘屈与肩平，眼看左手食指，同时扩胸吸气，模仿拉弓射箭姿势。

（2）两手收屈于胸前，成复原姿势，但左右手指伸展相反，同时呼气。

（3）右手向右侧平伸，同时左手向左侧猛拉，肘屈与肩平，眼看右手食指，同时扩胸吸气。

（4）如此左右轮流进行开弓 16~20 次，最后还原预备姿势且收势。此为第二段。

这一段动作的重点是运动胸部颈椎，两臂外展且左右交替。猛拉促使胸廓扩大，增强呼吸功能与血液循环，有利于神经 – 体液调节，纠正机体内不协调因素；颈椎左右旋转运动，增加头部的血液循环，有利于心神健康。

调理脾胃须单举

预备姿势

立直，两臂自然垂于体侧，脚尖向前，眼平视前方。

动作

（1）右手翻掌上举，五指伸直并拢，掌心向上，指尖向左，同时左手下按，掌心向下，指尖向前，拇指开展，头向后仰，眼看右手指尖，同时吸气。

（2）复原呼气。

（3）左手翻掌上举，五指伸直并拢，掌心向上，指尖向右，同时右手下按，掌心向下，指尖向前，拇指开展，头向后仰，眼看左手指尖，同时吸气。

（4）复原再呼气。

（5）如此反复16~20遍，运动时宜注意配合呼吸均匀。此为第三段。

这段动作是两臂交替上举与下按，上下用力牵拉，同时仰头，直腰脊柱侧屈，使两侧内脏器官和躯干肌肉作协调的牵引，主要作用于中焦，特别使脾、胃等器官受到牵拉活动，促使胃肠蠕动，增强脾胃消化功能，增进食欲。

五劳七伤望后瞧

预备姿势

直立，两臂自然伸直下垂，手掌向腿旁贴紧，挺胸收腹。

动作

（1）双臂后伸于臀部，手掌向后，躯干不动，头慢慢向左旋转，眼向左后方看，同时深吸气稍停片刻，头旋转原位，眼平视前方，并呼气。

（2）头再慢慢向右旋转，眼向右后方看，并吸气稍停片刻，再旋转原位，眼平视前方，并呼气。

（3）如此反复16~20遍，最后还原成预备姿势且收势。此为第四段。

这一节动作是使头部反复用力，左右旋转，增强颈部深浅肌群的收缩能力，加强胸骨和第一、第二肋骨的上提，有助于胸廓上部活动，促使两肺尖心血循环。身体较虚弱人，由于两肺尖通气较差，常可诱发肺结核和肺脓肿。这一动作主要增强肺脏功能，预防肺结核等肺部疾患。同时头颈部运动对于中枢神经，尤其是脑，都有良好的作用，它能增加脑部的血液供给，加强神经－体液调节，对脏腑气血和全身均有协调作用。所以，有人认为这节动作对防治五劳七伤都有好处。这节动作功效甚广，它还能锻炼活动眼球的各种肌肉，提高视觉能力，使颈部诸肌得到锻炼，有助于治疗落枕和颈椎病，减轻眩晕和上肢麻木，改善高血压和动脉硬化等症。

攒拳怒目增气力

预备姿势

两腿分开屈膝成马步，两侧屈肘握拳，拳心向上，两脚尖向前或外旋，怒视前方。

动作

（1）右拳向前猛冲击，拳与肩平，拳心向下，两眼睁大，向前虎视。

（2）右拳收回至腰旁，同时左拳向前猛冲，拳与肩平，拳心向下，两眼睁大，向前虎视。

（3）左拳收回至腰旁，随即右拳向右侧冲击，拳与肩平，拳心向下，两眼睁大，向右虎视。

（4）右拳收回至腰旁，随即左拳向左侧冲击，拳与肩平，拳心向下，两眼睁大，向左虎视。

（5）做以上动作配合呼吸，拳冲击时呼气，回收复原时吸气。

（6）如此反复进行16~20遍。最后两手下垂，身体直立。此为第五段。

这段动作主要运动四肢和眼肌，具体要求，握拳要紧，脚趾用力抓地，全身用力，聚精会神，瞪眼怒目，使大脑皮层和交感神经激发兴奋，加强心血循环，收缩全身肌肉，以利于气血的运行。

两手攀足固肾腰

预备姿势

两腿直立，两手自然置于体侧成立正势。

动作

（1）两臂高举，掌心相对，上体背伸，头向后仰。

（2）上体向前尽量弯屈，两膝保持正直，同时两臂下垂，两手指尖尽量向下，头略抬高。

如此反复16~20遍。此式可用自然呼吸，最后还原收势。此为第六段。

这一段动作，包括头向后仰，上体背伸和弯腰活动，主要运动腰部。腰是全身运动的中枢，又是头颈和躯干负重的轴心，是人体重要组成部位之一。腰部运动不仅能加强腰部肌肉、腰椎关节、韧带等的活动功能，而且对于支配下肢的主要神经（如坐骨神经），也有良好的作用。临床常可见到，当腰部损伤时，常引起坐骨神经痛；而腰部损伤治愈后，坐骨神经痛也随之消除。此外，腰部还可保护腹后壁的重要器官，如肾、肾上腺、输尿管、腹主动脉、下腔静脉和胰脏等。当腰部运动时，能促使腹后壁器官组织的活动，加强各器官的生理功能，例如肾的功能是排泄人体内新陈代谢过程中产生对人体无用或有害的产物（尿酸、尿素等），它又有调节体液、电解质和酸碱平衡的功能，对保持体内环境的相对恒定起着重要作用；肾上腺是属于内分泌器官，更与全身各种代谢功能有密切关系。除腰部运动以外，上体背伸和头向后仰，可使胸廓上提和运动颈部，有助于加强心肺功能，通过心血循环，将大量新鲜血液供给头脑和全身组织。按中医理论，肾的含义和作用则更广泛和重要，认为肾是"五脏之一"、"先天之本"、"藏精之脏"。又说"腰为肾之府"，经常锻炼腰部，有强肾的作用，既能医治腰腿疼、腰肌劳损等常见病，又能增强全身功能。

摇头摆尾去心火

预备姿势

两腿分开，屈膝下蹲成马步，两手按在膝上，虎口向内。

动作

（1）上体及头前俯深屈，随即在左前方尽量做弧形环转，头尽量向左后旋转，同时臀部则相应右摆，左膝伸直，右膝屈曲。

（2）复原成预备姿势。

（3）上体及头前俯深屈，随即在右前方尽量做弧形环转，头尽量向右后旋转，同时臀部则相应左摆，右膝伸直，左膝屈曲。

（4）复原成预备姿势。

（5）如此反复16~20遍，可配合呼吸，头向左后（或右后），旋转时吸气，复原时呼气，最后直立而收势。此为第七段。

这段动作是全身运动，尤其是颈椎、腰椎及下肢的活动，头尽量向后旋转，不仅可锻炼颈部肌肉和关节，而且对胸廓活动也起到一定作用，有助于心血循环，大量供给头脑新鲜血液；腰椎活动能锻炼腰部肌肉、关节、韧带等，对腰部疾患及下肢活动皆有良好作用。这一动作还有助于督脉与足太阳膀胱经的运行。

背后七颠百病消

预备姿势

立正，两手置于臀后，掌心向后，挺胸，两膝伸直。

动作

（1）脚跟尽量上提，头向上顶，同时吸气。

（2）脚跟放下着地且有弹跳感，同时呼气。

（3）如此反复进行16~20次，最后恢复成预备姿势而收势。此为第八段。

这段动作的要领是使全身肌肉放松，强调脚跟上提后作轻微的振动，使全身肌肉渐渐松弛，达到全套八段锦运动后，各脏器及肌肉的缓解复原，同时足的弹性振动可活动整个脊柱、椎骨之间各种关节韧带以及椎间盘连结，减轻或预防脊柱各段椎骨的疾患，这种轻微振动更能使脊柱管内和颅腔内的脑脊髓液加速循环，有利于脑和脊髓中枢神经的血循环畅通，进而加强全身神经－体液调节。

以上八段锦动作简单，每一动作都能对某一局部起到应有的效能，并通过局部调节整体。通过此八段动作，运动量不大不小，老弱咸宜，既可防病锻炼身体，又能医治疾病，特别是一些久治不愈的慢性病，通过锻炼一定能收到意想不到的效果。

情志预防

清代沈金鳌在《杂病源流犀浊·中风源流》中记载："若风病即愈，而根株未能悬拔，隔一二年必再发，发则必加重，或至丧命，故平时宜预防之，第一防劳累暴怒郁结，调气血，养精神，又常服药以维持之，庶乎可安。"

由此可见，怒喜思悲恐五志过极，情绪激动，过度疲劳是中风的诱因，长期加班工作到深夜、经常睡眠不足、出差旅途劳顿等会致使大脑疲劳，耗氧量增加，脑部血流量增加，而当脑循环异常时，容易诱发中风，尤其是中老年人，要调节情绪，避免巨大的情绪变动和大喜大悲，不能过度疲劳，日常工作和生活安排应该张弛有度、劳逸结合。如果不能够自我调摄，将会使脏腑受损，从而导致中风。故精神情志在中风的发生方面起着重要的作用，保持精神情绪的愉快和稳定，对防止中风发生有着重要的临床意义。

情志疗法预防中风可有以下几个方面：

1. 乐观进取

乐观进取是一种积极的心理状态，是长寿的重要因素之一。多动脑，坚持力所能及的体力活动，既可延缓

乐观进取，勤于思考

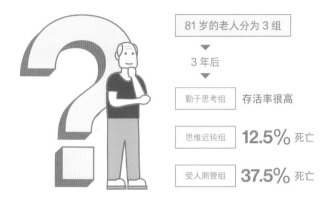

81 岁的老人分为 3 组

3 年后

勤于思考组	存活率很高
思维迟钝组	**12.5%** 死亡
受人照管组	**37.5%** 死亡

大脑的衰老，又可延缓机体功能的衰退。美国科学家把73 位平均年龄在 81 岁的老人分成 3 组：勤于思考组、思维迟钝组、受人照管组。实验结果显示勤于思考组的人血压、记忆力和寿命达到最佳指标。追踪调查发现，3 年后勤于思考组的存活率很高，但思维迟钝组的人死亡 12.5%，而受人照管组有多达 37.5% 的人已经死去。老年人和青年人相比，在安静时的脑内葡萄糖利用率较低，但当用脑时，脑部最活跃区域的葡萄糖利用率并不低于青年人。由此可知，用脑可促进脑的新陈代谢，延缓衰老。

著名心理学家潘菽 92 岁时曾说："我亦老年，对老年心理学有自己的体会，不断的脑力活动使我的头脑还可使用"。那些做出巨大贡献的科学家、发明家往往都很长寿，究其原因可能与他们勤于用脑、时刻保持进取心和钻研精神有关。

2. 淡泊名利

我国古代的养生家嵇康说："清虚静泰，少私寡欲。"诸葛亮说："非淡泊无以明志，非宁静无以致远。"这些都是在讲不贪图功名利禄，心胸开朗、无忧无虑、无仇无怨、无悲无悔，保持愉快、满意与积极情绪，必有益于健康。

文坛寿星冰心老人在 82 岁时曾以"淡泊以明志，宁静以致远"为题，总结她的养生经验。在她看来，对物质生活不过分奢求，过清简朴素的生活是淡泊，而心理尽可能排除个人的杂念，少些私心就是宁静，做到淡泊与宁静，自然不会伤神伤身，终必健康长寿。老年人要学会做情绪的主人，要制怒，能控制自己的情绪，无论遭到什么挫折，要能冷静对待，面对现实，听其自然，不以物喜，不以己悲，经得起欢乐与忧伤的考验。

清代阎敬铭受了太监李莲英的陷害，大怒之下卧病不起，在冷静的思考中，写下了《不气歌》："他人气我我不气，我本无气他来气；倘若生气中他计，气下病来无人替；请来医生把病治，反说气病治非易；气之危害太可惧，不气不气真不气。"从此不再生气，这是宁静制怒的良好范例。

3. 遗忘宽容

老年人要学会记恩不记仇，要有容人之量，要珍惜时间和精力，忘掉那些不愉快的事，做到情绪平稳。

老年人应该不为经历的坎坷而悲伤，而是承受创伤，心情平静地做好当前的事，来弥补创伤。武汉的卫衍翔、北京的王兆民老人等都是坎坎坷坷地生活了几十年，工作不久又到了退休年龄，但他们退而不休，继续发挥他们的作用，大踏步追赶、弥补失去的青春年华，了却他们的终生夙愿，取得了成就，得到了欣慰。

有的老年人提起年轻时某人对他的打击，就牢骚满腹、喋喋不休、怒气冲天，直到古稀之年还记忆犹新，真是记了一辈子的仇，这样付出的代价太大了，以过往之事烦扰现在的心情，十分不值得。受了打击感到委屈，情有可原，但如果认识到正确的价值观是让心情平静的秘诀，那他埋怨的事便能渐渐遗忘了。对微乎其微的小事也不要记在心上，有时因为夸大了小事，引起不必要的烦忧。失去不会再来，还是把引起心烦的事忘掉，以求心情平静，才利于健康。

对于力所不能及的事，也无需纠缠在心，遇到生活中意想不到的困难大可不必着急。人生顺逆交替，有成功也会有失败，遇到困难去克服，自然会取得成就，便可体会到战胜困难的幸福。战胜不了时，还是忘掉好，也不要勉强。一个哲学家说过："快乐之道无他，就是自己的力量所不及的事不要去忧虑。"

4. 宣泄调节

毫无顾虑地谈出自己的心事就是我们所说的宣泄，有的医生将宣泄称为"净化作用"。"跟你信任的人谈自己的问题"是减轻忧虑或消除忧郁的有效良药，在这一点上医学专家和心理专家已达成共识。找个知心朋友，把心里的烦恼、苦水一股脑儿倒出来，"尽抒胸怀"，可以减轻不良情绪的困扰。

研究表明，当心理状况得到改善后就可使身体状况也得到相应的改善。研究发现，倾诉心事可改变机体的免疫功能。心理学家詹姆斯·潘尼碧曾做过一个实验，他让一组学生连续每天都把过去经历的伤心事写出来，另一组只把生活琐事写下来。6个月后，经过检查，把心事倾诉出来的学生免疫功能显著改善，且维持6周之久，这说明宣泄可以得到心理上的解脱，同时可以提高身体的免疫功能。这是因为免疫系统与脑部有联系。由此看来，情绪与健康的关系是有着密切和多方面的联系。

5. 音乐预防中风

以传统音乐为主体内容来调理患者的情志、促进身心康复，即是音乐预防中风法。它包括两种形式：一种是让患者听甜美的歌声、婉转悠扬的乐曲；另一种是采用歌咏的方法，以调畅情志、消除烦恼与悲伤来促进身心康复。中风患者常有抑郁、焦虑、烦躁的心理特点，并常伴有言语謇涩等症状，两种形式的音乐疗法都能促进中风患者的心理康复。

音乐能产生康复治疗作用，主要取决于曲调的节奏、旋律，以及响度、力度等。一般而言，节奏鲜明的

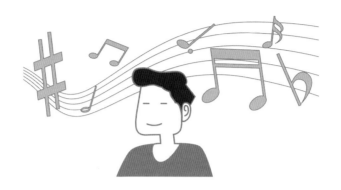

乐曲，能振奋精神，使人热血沸腾，勇气倍增，军乐曲一类即属于此，如古代的《秦王破阵乐》。而当乐曲节奏放慢时，则给人以轻快、放松之感，可缓解紧张和疲劳，旋律宜悠扬、雅静。

音乐治疗应选择安静、舒适的环境，根据患者的音乐修养、性格特征、年龄、经历及病情需要等选择乐曲。治疗时，要求患者专心，不做其他事情，以发挥音乐的最佳感染力。若本身属善歌唱者，应尽量让其自己选定内容，并以适当方式鼓舞情绪。时间随患者的体力和兴趣而定，可每日治疗1~2次，每次30分钟至2小时。

6. 戒情绪过激

大怒大悲固然不好，大喜也易诱发中风。如悲痛欲绝、捧腹大笑等过度的情绪变化，可使交感神经功能亢进、去甲肾上腺素分泌增多，血管收缩，心跳加快，血压骤然升高，原有高血压患者往往因之发生脑出血。因此，高血压患者应该注意，喜怒哀乐均要有所节制，保持情绪稳定，性格开朗，遇事乐观大度，切忌"七情失调、五志过极"。

7. 静心养神

当今社会竞争激烈，生活节奏日益加快，若不注重养神，可导致机体衰弱，精血耗损，易引起神气浮躁、神明紊乱，出现心烦不安、头昏失眠、妄想狂乱等症状。因此，注重养神，自我调控好情绪，显得格外重要。《黄帝内经》有句名言："恬淡虚无，真气从之；精神内守，病安从来？"万全《养生四要》指出："心常清静则神安，神安则精神皆安"，以此养生则寿。孙思邈《千金方·养性》指出：调摄情志"莫忧思、莫大怒、莫悲愁、莫大惧、漠大笑。勿汲汲于所欲，勿怏怏怀忿恨", 遇到种种不良刺激, "自讼、自克, 自语、自解", 一要学会自我宣泄, 可避免心神受到伤害; 二是要虚怀若谷。沈括《苏沈良方·养生说》指出: "（心）安则物之感我者轻,（心）和则应物者顺、外轻内顺, 则生理备矣!"保持心神的宁静, 即可内轻外顺, 气血通畅, 脏腑调和, 阴阳平衡, 起到祛病延年之效。

8. 运动健神

中医学认为, 形乃神之宅, 而神主宰着人的一切生命活动。如果出现神衰, 就会发生腿脚不灵、动作笨拙、反应迟钝等现象。因此, 古代养生学家很推崇"以动养形健神"。三国时代名医华陀的"五禽戏"作为运动养身建神之法已流传至今, 除此之外, 还有太极拳、散步、慢跑、游泳、健身操等, 皆为以动养神的健身方法。所以, 我们应牢记唐代医家孙思邈"养性之道, 常欲小劳"及"流水不腐, 户枢不蠹"的箴言, 每天清晨或傍晚到空气清新的野外进行适度运动, 可强身健神。

9. 娱乐怡神

一个人需要有多种爱好，沉浸在欢娱之中，情绪愉悦，方可心清神爽。元代罗天盖《卫生宝鉴》指出："心乱则百病生，心静则万病息。"清代费伯雄《医醇剩义·劳伤》指出："百忧感其心，万事劳其形。"所以，长寿翁彭祖告诫人们："致寿之道无它，第莫伤之而已。"古人养生有：散步之乐；垂钓之乐；对弈之乐；听曲之乐；聊天之乐；种花之乐；养鸟之乐；弹琴之乐；读书之乐；耕耘之乐；收藏之乐；泼墨之乐……个人可根据自己的兴趣来选择娱乐活动项目，乐而忘忧，乐而延年。

10. 养精保神

中医学认为，精、气、神是人体三宝。神由先天之精而生，又需后天的滋养才能使旺盛。《服气经》中说，"保精则神明，神明则长生。"所以，日常生活要保持一颗平常心，清心寡欲，看淡名利，节制房事，不妄作劳，以养精保神。

11. 改掉坏脾气

脾气急躁的人，容易经常发火。在发脾气时能产生一些特殊的物质，如肾上腺素、儿茶酚胺、血管紧张素等，使血管痉挛、血压增高、血液凝固性增大，从而加速了血管硬化和血栓形成。

中老年人要保持良好的心理状态，改掉不良性格，要有意识地控制自己的情绪，经常提醒自己，要冷静处事，勇于承认自己爱发脾气的坏习惯，还可向他人求得帮助。

12. 切勿极度愤怒

极度愤怒、暴怒的人，伤心肝，郁气闷，会导致心跳加快，耗氧量增加，凝血机制失调，极易形成血栓，有时也会出现脑溢血。

中老年人要保持乐观、豁达和欢愉。碰到烦恼的事件要用平和的心态来化解，以制怒息怒。遇事不怒是良药，注意莫用生气来惩罚自己，要虚怀若谷，有自知之明。

13. 学会放松紧张情绪

精神紧张，压力过大，会引起人体应激反应，处于交感兴奋状态，收缩血管的物质释放增加，促使血压进一步升高而引发中风。

中老年人要学会休息，注意劳逸结合，避免长时间趋于紧张疲劳状态，使自己轻松愉快，血压也容易控制。

14. 防止情绪激动

过度激动、悲痛欲绝或捧腹大笑，都可使交感神经功能亢进，肾上腺素和去甲肾上腺素分泌增多，血管收缩，心率加快，血压骤高，加之老年人的血管原本已经变硬变脆，血压的骤然升高使脑血管承受的压力徒然增加，容易诱发脑血管破裂而产生脑出血。

中老年人要自我调整，尤其是高血压患者对喜怒哀乐应有所节制，遇事乐观大方，保持情绪稳定，心境平和，切忌情绪过激。

15. 轻松超脱静坐

超脱静坐能够恢复身体的自我修复机制和自我平衡机制，有助于缓解心脏病情，能减少心脏病和中风的发作危险。

中老年人每天超脱静坐两次，每次 20 分钟，不需要努力，不需要集中，也不需要排除杂念。这是一种自然、轻松的过程，使人达到一种安静平和状态。

16. 沉思有助于降血压

沉思帮助人能够冷静下来，能够更加理性地思考问题，也就能够减轻或消除精神及思想上的压力，从而产生降压作用。

经络穴位预防

经络穴位疗法具有悠久的历史，对人体采用经络穴位疗法，是通过刺激人体身上的经络穴位，将良性的刺激通过经络传达给各个脏腑、组织，从而起到通畅气血、疏通经络、增强组织功能活动的作用，进而达到调节身体功能状态的目的，促进和调整内脏生理功能的作用，因此，经络穴位疗法对预防中风有着重要的临床作用。家庭生活中可采用以下几种方法：

1. 擦法

擦法是推拿常用的手法之一，其操作方法是用手掌紧贴皮肤，稍用力下压并做上下向或左右向直线往返摩擦，从而产生一定的热量。擦法适用于全身各个部位。擦法分小鱼际、大鱼际、掌擦法和指擦法，其特点是直、长、匀。

"直"是指在操作时，紧贴皮肤，动作要稳，无论上下还是左右摩擦，都应该按照直线往返，不可歪斜；"长"是说摩擦往返的距离要长，动作连续，如同拉锯，不能有间歇停顿或跳跃感，否则会影响到热能的产生和渗透，继而影响治疗效果；"匀"要求压力均匀适中，不要硬往下压，不要使皮肤起皱，以免擦破皮肤。

此外，擦法节律性很强，摩擦的时候注意不要屏气，呼吸要调匀，以免损伤气机。而且擦法一般是直接接触皮肤的，所以在操作前最好在施术部位涂抹润滑剂，像润肤乳、香油之类的东西，既保护了皮肤，又能加强手法效应，使摩擦产生的热力容易透入深层组织，起到事半功倍的效果。

擦法主要是让手和皮肤之间产生热量，但是这种热不是简单地停留在表层，而是应该深入到组织，通过外部的摩擦带动内部组织的摩擦。作用在较浅层组织时，可以促进机体津液的回流，对调整水液代谢有一定的作用，促进人体对外邪的抗病能力；作用于深层组织时，能使局部的血液循环、淋巴循环等发生改变，起到通畅气血、疏通经络、增强组织功能活动的作用，同时有促进和调整内脏生理功能的作用。所以《医宗金鉴》上说："机触于外，巧生于内，手随心转，法从手出。"

2. 梅花针

预防中风病症的发生，可以使用梅花针。梅花针的治疗原理是根据中医的皮部理论，通过叩击刺激皮肤腠理，将良性的刺激通过经络，传达给各个脏腑、组织，从而达到调节身体功能状态的目的。

（1）叩风池——翳风

采用梅花针轻度扣刺的方法，在后头部两侧风池——翳风穴这条线段上进行扣刺。扣刺速度保持在每分钟 70 次左右，在这条线段上来回的扣刺，每侧叩击两三分钟左右，也就是每侧叩击的次数在 200 次左右。在扣刺的时候，力度的把握以被扣刺者有轻微的痛感、局部皮肤出现潮红、丘疹但是没有出血为度。一定要注意力度不能过大，以免损伤皮肤和血管。

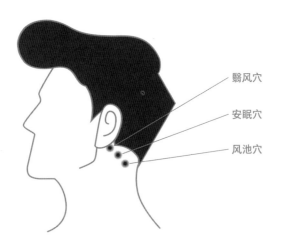

（2）叩刺颈夹脊穴

夹脊穴在颈椎棘突两旁各 0.5 寸处，即后颈部正中旁开半个大拇指距离的两条线上，共分布着的 7 个穴位。因为位置靠近延髓和大脑，所以使用梅花针扣刺这两条线，可以有效的加强扣刺风池穴的效果，增强头颈部的血液循环。

（3）叩刺华佗夹脊穴

在脊柱两旁 0.5 寸的位置上，分布着两排线状排列的穴位，我们称之为华佗夹脊穴。在人体的背部，主要是足太阳膀胱经所循行的部位。足太阳膀胱经是主一身之表的经络，是因为它所分布的位置都在头颈、后背、腰腿部。这些部位按照中医的阴阳理论，是属阳的位置，属表。所以，在华佗夹脊穴这两条线上进行扣刺，就可以激发督脉和足太阳膀胱经的阳气，增强人体防御风邪入侵的能力，从而预防中风病症的发生。

梅花针的操作方法是：患者取俯卧位，医生在其夹脊穴消毒，然后利用腕力将梅花针的针柄做上下有节奏的弹击，使七星针头平稳地落在皮肤上，可称之为"叩刺"。当针叩刺到皮肤时，针尖不会刺破皮肤，而是受阻弹起。按节段从上至下依次叩刺下来，每一节段的一侧夹脊穴区，大约要叩刺 500 下左右。治疗完成时，局部皮肤仅会充血发红，脊柱两侧看起来就像两条泛红的色带。每天一次或隔日一次，有协调五脏、平衡阴阳的作用，既可以用于日常保健，又可以用于许多疾病的康复治疗。

3. 足浴法

进行中药足浴时要达到三个"足够"，即足够的水温——水温要保持在 40℃～45℃ 之间；足够的时间——足浴时间不能少于 30 分钟，应在 30～40 分钟为宜；足够的刺激——指对足部的刺激，除药液外，还应进行适度的按摩。

患者平时如有高血压，高血脂、动脉硬化等易导致中风的危险因素，并且时感头晕头痛，视物旋转等症状，这时要警惕中风的发生，可以采用以下药方进行足浴：

（1）牛膝钩藤汤：选牛膝、钩藤各 30g。加清水适量，浸泡 5～10 分钟后，水煎取汁，放入浴盆中，待温时足浴，可不断加热水以保持水温，加至盆满为止。每日早起和晚睡前足浴。每次 30～40 分钟，以不适症状减轻或消失为 1 疗程，连续 1～2 个疗程。

（2）决明降压汤：石决明 24g，黄芪、当归、牛膝、生牡蛎、白芍、玄参、桑枝、磁石、补骨脂、牡丹皮、乌药、独活各 6g。其中，石决明、牡蛎、磁石先煎 30～60 分钟，取其煎液加温水适量，入浴盆足浴，每次 1 小时，每日 1 次，每次 1 剂，连续 7～10 剂。

（3）罗布麻叶 15g，杜仲 6g，牡蛎 15g，夜交藤 10g，吴茱萸 10g。放入盆内加温水浸泡备用。每日晨起和晚睡前各洗浴双足 1 次，每次 20 分钟，7 日为一疗程。

（4）钩藤 20g，冰片少许。将钩藤切碎，加少许冰片，入布包，放入盆内加温水浸泡备用。每日晨起和晚睡前各洗浴双足 1 次，每次 30～45 分钟，10 日为一疗程。

4. 灸法

灸法是中医学防治疾病、延年益寿的常用保健方法。《扁鹊心书》云："人于无病时，常灸关元、气海、命门、中脘……虽未得长生，亦可保百年寿矣。"宋·王执中所著《针灸资生经》特别推崇摄生保健灸，认为：常灸气海、关元等穴，有强壮抗衰作用，对中老年人多种疾病有防治作用。宋·窦材更明确指出："夫人之真元，乃一身之主宰，真气壮，则人强，真气虚，则人病，真气脱，则人死，保命之法，灸法第一。"特别是冬季，灸法更为适宜。高血压是引起中风的危险因素，这点我们已经反复阐述，但我们可能还不知道血压过低同样会引起中风。这是由于随着年龄增大，老年人的血管硬化程度不断增加，特别是脑血管硬化与心脏冠状动脉硬化，调节血流量的功能逐渐减弱或丧失，这时只有靠一定的血压才能维持适当的血流量。当血压过低时，血流缓慢，脑血管和冠状动脉的血流量减少，造成供血、供氧不足。同时，血流变缓还容易引致栓塞，从而诱发中风。艾灸具有双向调节作用，可使高血压下降，使低血压升高，能够起到双向调节的作用。现将常用灸穴及其主要治疗作用，介绍如下：

（1）灸足三里穴

足三里是足阳明胃经穴，在膝眼下3寸，胫骨外侧，距前嵴一横指。足三里是强壮要穴，常灸此穴有固肾益精、益气养血、温运脾阳、健胃厚肠、预防早衰之功效。《千金方》曾强调"若要安，三里常不干"。研究表明，常灸足三里，能增进食欲，强健体质，使人精力旺盛，免疫功能增强。灸足三里还有抗血液凝聚作用，能预防血栓形成。日本医生称其为"长寿穴"。

（2）灸气海穴

气海是任脉经穴，位于脐下1.5寸。也是强壮要穴。灸之能壮阳益气、安神补脑、固肾益精、健脾益胃、固冲任之气。《针灸资生经》说："脏气虚惫，真气不足，一切气急久不瘥，皆灸之。"

（3）灸关元穴

关元在任脉循行路线上，位于腹部正中线脐下3寸。亦为强壮要穴。《针灸资生经》说："若要安，丹田（关元）三里莫要干。"又说："脏腑虚乏，下元虚惫等疾，宜灸丹田。"

（4）灸命门穴

命门位于第2腰椎直下。灸命门有补肾壮阳、健脾益胃、调节精神、强健筋骨之功效。常用于治疗腰腿疼痛、关节痹痛、头昏耳鸣、腹泻食少、下肢浮肿、遗精滑精、气短神怯、老年痴呆等症。

足三里穴

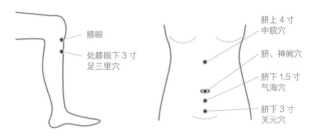

气海穴、关元穴、神阙穴、中脘穴

膝眼

处膝眼下 3 寸
足三里穴

脐上 4 寸
中脘穴

脐、神阙穴

脐下 1.5 寸
气海穴

脐下 3 寸
关元穴

涌泉穴

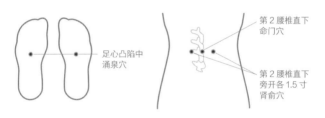

命门穴、肾俞穴

足心凹陷中
涌泉穴

第 2 腰椎直下
命门穴

第 2 腰椎直下
旁开各 1.5 寸
肾俞穴

（5）灸肾俞穴

肾俞在第 2 腰椎下旁开各 1.5 寸。灸之有补肾壮阳、益气安神、健脾益胃以及强壮作用，多用于治疗肾气虚衰、腰酸疼痛等症，并能振奋精神，消除疲劳。

（6）灸神阙穴

神阙穴位于脐中。常灸此穴能益气补阳，温肾健脾。宋·窦材说："依法熏蒸（神阙），则荣卫调和，安魂定魄，寒暑不侵……凡用此灸，百病顿除，益气延年。"

（7）灸中脘穴

中脘居脐上4寸。灸之可健脾益胃，培补后天，增进食欲，益气养血。老年人经常出现脾虚胃弱，饮食不思，面色萎黄等症状，宋·王执中指出："脾胃病者，宜灸中脘。"

（8）灸涌泉穴

涌泉是肾经首穴，位于足底部，蜷足时足前部凹陷中。常灸此穴有补肾壮阳及强壮作用。正如俗语说："若要老人安，涌泉长温暖。"常灸此穴可使老人精力旺盛，免疫功能增强，对老年人的哮喘、腰腿酸软无力、失眠多梦、高血压、头痛耳鸣、神经衰弱，皆有防治作用。

用艾条、艾柱灸均可，时间可掌握在5～10分钟。总之，灸法是防治老年病的重要方法。常灸上述诸穴，能疏通经络，促进血液循环，调和营卫，调和阴阳，补益气血，协调脏腑，以达到治病强身、防老抗衰之目的。

5. 手穴法

说到手，对我们来说真是太熟悉了，我们要做的许多事情都离不开手。可是，很少人能注意到自己的双手会和身体内脏器官紧密相连，在我们的手上有许许多多内脏器官的反射区。这些反射区可以反映我们身体的健康状况，反之通过按摩相应的反射区又能起到治疗相应部位疾病的作用。中医认为手部经络穴位丰富，既是手三阴经，手三阳经遁行所过部位，又分布了许多经外奇穴，因而刺激手穴能治疗全身疾病。全息学说认为手是一个全息元，手掌、第二掌骨、第五掌骨又各是一个次级全息元，它们均能反映全身组织器官的生理、病理信息，刺激一定的全息穴（或区），可调整相应组织器官的功能，改善其病理状态，从而起到防病治病、强身健体的作用。

下面介绍几个防治中风的常用手穴。

（1）劳宫

定位：正坐或仰卧仰掌，在手掌心，当第 2、第 3 掌骨之间偏于第 3 掌骨，握拳屈指时中指尖处。

功用：开窍泄热，清心安神。配人中、涌泉主治中

劳宫

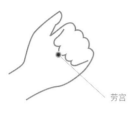

劳宫

合谷、中渚、阳溪

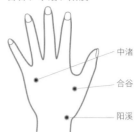

中渚

合谷

阳溪

后溪

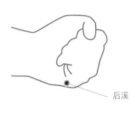

后溪

八邪

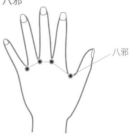

八邪

十宣

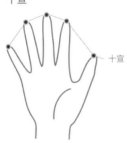

十宣

风昏迷，高血压。

（2）合谷

定位：在手背，在第 2 掌骨桡侧的中点处。取法：拇、食指张开，以另一手的拇指关节横纹放在虎口上，当拇指尖到达处即是此穴。拇、食两指并拢，在肌肉的最高处可以取穴。

功用：通经活络，开窍止痛。主治口眼㖞斜。

（3）后溪

定位：自然半握拳，在手掌尺侧，微握拳，当小指本节（第 5 掌指关节）后远侧掌横纹头赤白肉际处。

功用：通经活络，舒筋止痛。主治手指及肘臂挛急，头痛项强。

（4）中渚

定位：俯掌，掌心向下。在手背部，当环指本节（掌指关节）后方，第四、五掌骨间凹陷处。

功用：舒筋活络。配八邪、外关，主治手指不能屈伸，肩背肘臂酸痛。

（5）八邪

定位：微握拳，在手背侧，微握拳，第1至第5指间，指蹼缘后方赤白肉际处，左右共8个穴位。

功用：祛瘀通络。主治手指麻木。

（6）十宣

定位：仰掌，十指微屈，在手十指尖端，距指甲游离缘0.1寸，左右共10个穴位。

功用：开窍醒脑。配十二井穴主治中风闭证。

（7）阳溪穴

定位：此穴在双手手背拇指直上至手腕横纹处，当拇、食指叉开或拇指向上翘起时，在拇指直下的手腕部出现两条筋（一条叫拇短伸肌腱，一条叫拇长伸肌腱）与两骨（前面是腕骨部分，后面是桡骨茎突）所构成的凹窝，此穴就在这个凹窝的正中。

功用：此穴具有治疗高血压的功能；单穴点刺也可治疗头痛、手腕痛。

6. 手部按摩法

（1）推法

操作时用拇指指端或指腹着力于手部一定的部位上进行单方向的直线推动，为直推法。要紧贴体表，用力要稳，速度要缓慢均匀，多配合适量的按摩介质，速度为每分钟 200 次左右，可用于手部各线状穴位。如用双手拇指从某线状穴位的中点向两侧分推，称为分推法。如用两手拇指端或螺纹面自某线状穴两端向中间推动合拢，为合推法，又称"合法"。

（2）拿法

捏而提起谓之拿。拿法就是用大拇指和食、中两指或用大拇指和其余四指作相对用力，在一定的部位和穴位上进行节律性的提捏。操作时，用力要由轻而重，不可突然用力。动作要和缓而有连贯性。本法适用于手部各穴。

（3）按法

在手部按摩中，按法是指用拇指的指端或螺纹面着力于手部穴位或病理反射区上，逐渐用力下按，用力要由轻到重，使刺激充分到达肌肉组织的深层，病人有酸、麻、重、胀、走窜等感觉，持续数秒钟，渐渐放松，如此反复操作。操作时用力不要过猛，不要滑动，应持续有力。需要加强刺激时，可用双手拇指重叠施术。按法经常和揉法结合使用，称为按揉法。对年老体弱或年龄较小的病人，施力大小要适宜。按法适用于手部各穴。

（4）点法

在手部按摩中，点法指用拇指指端或屈指骨突部着力于手部穴位或病理反射区上，逐渐用力下按，用力要由轻到重，使刺激充分到达肌肉组织的深层，病人有酸、麻、重、胀、走窜等感觉，持续数秒钟，渐渐放松，如此反复操作。操作时用力不要过猛，不要滑动，应持续有力。点法接触面积小，刺激量大。点法常与按法结合使用，称为点按法。对年老体弱或年龄较小的病人，施力大小要适宜。点法适用于手部各穴。

（5）掐法

在手部按摩中，掐法刺激最强。将力量灌注于拇指端，用拇指指甲重掐穴位。掐前要取准穴位，为了避免弄破皮肤，可在重掐部位上覆盖一层薄布，掐后可轻揉局部以缓解疼痛。掐法多用于急症、重症。

（6）揉法

手部按摩中多用指揉法。指揉法是将拇指罗纹面置于手部一定的穴位或部位上，腕部放松，以肘部为中心，前臂作主动摆动，带动腕和掌指做轻柔缓和的摆压，用力要轻柔，动作要协调而有节律，每分钟160次。本法多与按法结合使用，适用于手部各处。

（7）捏法

手部按摩常用三指捏。三指捏是用大拇指与食指、中指捏住肢体的某个部位，相对用力挤压。在做相对挤压动作时，要有节律性，力量要均匀、逐渐加大。与拿法结合使用，称为拿捏法。

（8）捆扎法

此法是为了使反射区在手指部位获得更强和更持久有效的刺激方法。可用橡皮筋等捆扎手指来获得。

（9）夹法

这也是一种为了使反射区获得更强和更持久刺激的方法。可用反射夹或一般的晒衣夹夹住反射区的位置来达到目的。

（10）挤压法

这是一种缓解精神紧张，促进全身神经系统兴奋的方法。可把双手十指相互交叉用力握紧，用力挤压手指。

（11）顶压法

双手指指尖相互对顶，也可用反射梳、铅笔或类似的器具顶压反射区域。

7. 耳穴法

耳穴按摩是一种防治疾病的外治法。耳穴按摩常见有两种方法，一是自身耳郭按摩法，二是耳郭穴位按摩法。共有按、摩、揉、搓、捏、点、掐等手法。

（1）自身耳郭按摩法

在耳郭不同的部位用双手进行按摩、提捏的一种治疗方法。该法方便易操作，效果明显，没有任何痛苦，故被广为使用。对某些疾病的治疗如头痛、神经衰弱、高血压等有辅助效果。长期坚持每日早晚按摩耳郭，可以激发精气、通经活络、调理脏腑、健脾培中、补肾聪耳，故有"修其城郭"之称。主要适用于预防中风以及平时的保健按摩。

耳穴按摩方法如下。

①耳按摩：双手掌心摩擦发热后，按摩耳郭腹背两面。先将耳郭向后按摩腹面，然后将耳郭向前按摩背面，来回反复按摩5~6次。亦可先做耳背按摩，双手掌劳宫穴对准耳背轻轻按揉，然后双手掌劳宫穴对准耳郭腹部，做全耳腹部按摩，正反各18~27次，此法可治经络、脏腑病证。

②手摩耳轮法：双手握空拳，以拇、食二指，沿耳轮上、下来回按摩直至耳轮充血发热即可。此法可防治颈椎病、心慌胸闷、头晕、头痛等，有健脑、聪耳、明目、补肾、健身作用。

③提拉耳垂法：亦称双凤展翅法。双手自行提捏耳垂，手法由轻到重，每次3~5分钟，每日早晚各一

次，此法可治头痛、头昏，耳郭如有炎症或严重冻疮时，暂时不用此法。

（2）耳郭穴位按摩法

亦称强化耳穴按摩法，主要是针对有某种中风危险因素或中风后遗症患者，所选穴位根据前面介绍再参照自己具体情况灵活选用。

常见有三种方法。

①点按法：采用压痛棒或弹簧压力棒点按与疾病有关的相应穴位，或用指尖对准穴位点按，每穴点压1~2分钟，压力由轻到重，以局部有胀热痛感为宜。如会气功者，可结合气功点穴。

②掐按法：术者用右手拇指对准耳前穴位点，食指对准耳后与耳前相对应的穴位点进行按掐，由轻到重，体弱者可轻手法，体壮者可重手法，每次掐按1~3穴。

③揉按法：在穴位区用压痛棒或食指尖对准穴位相应耳穴以顺时针方向揉按，压力由轻到重，以局部热胀感、舒适感为宜。

8. 揉风池，压人迎，降血压

风池穴在项部，后发际之上，枕骨之下，胸锁乳突肌与斜方肌上端之间的凹陷处。简便取穴法可将手沿脖子后面的两块肌肉推向后发际，入后发际 1 寸的地方会发现有两处凹陷，重按之有酸胀感直入脑中，便是风池穴。人迎穴位于颈部喉结旁，当胸锁乳突肌的前缘，颈总动脉搏动处。当我们仰头的时候，在前颈喉结外侧大约 3 厘米的地方能摸到动脉的搏动，这就是人迎穴的位置。人迎是足阳明胃经的穴位。"人"是民众的意思，中医认为头部为君，胸腹手足为民；"迎"指迎接、接受。从气血的分配来说，取名人迎，是指胃经的气血由此向胸腹部传输。从本穴的位置来看，人迎穴在脖子前面，古人认为是迎接客人时最先见到的地方，所以叫"人迎"。

揉风池压人迎可将双手拇指按在人迎穴上不动，中指和无名指在风池穴上点揉，顺时针和逆时针各揉 10 周，直到有酸胀感向脑内传导为止。揉风池穴的时候以局部有酸胀感向内传导为佳；压迫人迎穴时要缓缓加力，力度不要太大，能感到动脉搏动即可。

绝骨为八会穴之髓会，具有补肾益精、强壮筋骨之功效，常灸绝骨配足三里穴可预防中风，防治半身不遂、下肢痿痹可用直接灸每穴3~5壮；温和灸每穴5~15分钟。

9. 耳穴压豆

进行耳穴按摩时，除以上我们介绍的方法外，中医学中还有另外一种外治法亦属于耳穴按摩范畴——耳穴压豆法。耳穴压豆法是在耳针疗法和耳穴按摩的基础上发展起来的一种保健方法。具体操作是将表面光滑近似圆球状或椭圆状的中药王不留行籽或小绿豆等，贴于0.6厘米×0.6厘米的小块胶布中央，然后对准耳穴贴紧并稍加压力，以患者耳朵感到酸麻胀或发热为度。贴后嘱患者每天自行按压数次，每次1~2分钟。贴压后保持3~7天。

耳穴压豆的关键是选准穴位，即耳郭上的敏感点，常用的选穴方法有以下几种：

（1）直接观察法

对耳郭进行全面检查，观察有无脱屑、水泡、丘疹、充血、硬结、疣赘、色素沉着等，出现以上变形、变色点的相应脏腑器官往往患有不同程度的疾病，可以用耳穴贴压治疗。

（2）压痛点探查法

当身体患病时，往往在耳郭上出现压痛点，而这些压痛点大多是压豆刺激所应选用的穴位。方法是，用前端圆滑的金属探捧或火柴棍，以近似相等的压力，在耳郭上探查，当探捧压迫痛点时，患者会呼痛、皱眉或出现躲闪动作。

（3）穴位定位法

要求较高，当患者知道自己的疾病后在充分掌握耳部穴位和反射区后可以刺激对应穴位和反射区。对于中风病患者以及预防中风病的读者来说亦可以根据上面的介绍选用相应耳穴，如果不能确定就应该去正规医院在专业医生指导下进行。

已有疾病的治疗和预防

中风的危险因素有很多，有一些危险因素对人们来说，其实是无法干预和克服的，例如基因遗传因素和年龄因素等，但另一类危险因素则是可以干预和预防的，我们如果能对其中一些确定的、可改变的中风的危险因素及时地予以干预，并采取适当措施消除或减少它们的影响，那么中风的发病率和死亡率就能明显的降低。高血压、糖尿病、脑动脉硬化症、冠心病、高脂血症等疾病都是中风的危险因素，因此，只要我们控制好这些原发疾病，则能有效的减少中风的发生。

1. 高血压

高血压是引起中风最主要和最常见的危险因素，其对中风的主要作用在于加速脑动脉硬化的进程。人们已习惯把高血压与中风联系在一起，因为几乎 80% 以上的中风与高血压有关。下面介绍一些可以预防高血压的食疗方法：

（1）蜂蜜水能降压

蜂蜜中含有大量的钾元素，而进入人体后的钾离子具有排钠的功效，所以能起到维持血液中电解质平衡的作用。原发性高血压患者和高血压性心脏病患者，坚持每日早晨饮一杯蜂蜜水，即可起到明显的降压作用。但注意蜂蜜要用低于60℃的水冲服。

（2）常吃淡菜可有效降低血压

常吃淡菜可有效降低血压。现介绍两方如下：

①淡菜10g，荠菜或芹菜30g，共煮汤常饮，亦配合药物治疗。

②淡菜松花蛋共煮食。

（3）柿叶茶降脂、降压

7月间采摘的鲜柿叶，洗净后用开水烫约10分钟，捞出放背阴处晾干或放锅内用文火烘干，饮用时加入适量茶叶。经常饮用，对坏血病、高血压、高脂血症有一定疗效。

（4）玉米粉降脂降压

玉米粉50g，粳米100g。先将玉米粉放入大碗内，加冷水调稀备用。再将粳米淘净，放入锅内，加适量清水，用武火烧沸后，改用文火煮至九成米熟时，将玉米粉浆倒入，边倒边搅，煮至米烂成粥。每日2次，早晚餐服用。

（5）鹅蛋

取鹅蛋 1 枚，小头开一小洞，放入花椒 7 粒，再用纸封好，以防蛋清流出，放锅内蒸熟。每日吃 1 枚鹅蛋，10 枚鹅蛋为一疗程，食后血压会明显下降。

（6）菌类

菌类食物也降血压：几乎所有的菌，包括香菇、草菇、金针菇、木耳等都有降压的功效，并有防癌和抗癌的作用。常见的香菇就对高血压、动脉硬化、失眠、过敏等病症有不错的疗效。

（7）洋葱

常食洋葱加散步对高血压有益：常年坚持食用洋葱，凉拌或与大蒜，芹菜等一起煮汤喝均可。

（8）香蕉

香蕉富含淀粉、果胶、维生素 A、B 族维生素、维生素 C 和多种矿物质等，尤其富含电解质钾。研究表明，原发性高血压患者大多数伴有尿钠增加和尿钾减少，尿钠与尿钾均增高的人，往往不会发生高血压，由此可以推断，提升钾有抑制钠的作用。香蕉富含钾，同时香蕉里含有的维生素P有利于增强血管壁的弹性。所以，多食香蕉可防治原发性高血压病引起的中风。除了进食香蕉肉，也可用香蕉皮30～60g用水煎服，饮其汤液。有条件的地方可取适量香蕉花用水煎服，疗效亦佳。

（9）苹果

苹果含苹果酸、枸橼酸、维生素A、B族维生素、维生素C等10多种营养素，苹果中还含有大量的钾，能与体内过剩的钠结合，使之排出体外，对治疗高血压病有利。多吃苹果可改善血管硬化程度，有益于冠心病患者及纳盐过多的高血压患者。

（10）山楂

山楂可促进脂肪分解，善消肉食，还有抑菌、降血脂、护心、扩张血管、降血压、降低胆固醇等作用，对原发性高血压、高脂血症、冠心病等都有一定疗效。用鲜山楂30g，苹果30g，鲜芹菜根3个洗净切碎，一起放入碗中，加冰糖少许，水适量，隔水清蒸，汤渣同服，隔日 1 次，3 个月为 1 个疗程，治原发性高血压有一定效果。

（11）山楂与花茶

山楂、金银花、菊花各 15g，开水冲泡当作茶饮，每日 1 剂。适宜于高血压伴高血脂者。

（12）杜仲茶

杜仲叶、绿茶各 200g，研末用滤纸袋分装，每袋 10g，每日 1 袋冲服。适宜高血压并发腰腿疼痛者。

（13）夏枯草降压茶

夏枯草 10g、枸杞子 6g，沸水冲泡代茶饮，每日 1 剂。适用于高血压、头晕、目眩患者。

（14）柿饼方

用量：柿饼 10 个，或青柿子适量。

制法：将柿饼加水煎煮，或将青柿子捣烂挤汁。

用法：前者 1 日两次分服；后者每次饮 1 小酒杯，早晚各 1 次。

作用：育阴潜阳。

宜忌：适宜于阴虚阳亢型高血压患者服用。

（15）柿子汁牛奶方

用量：柿子、牛奶各适量。

制法：将未成熟的柿子榨汁，掺入牛奶中。

用法：每日服 20～40mL，分 3 次饮服。

作用：止渴，降压。

宜忌：适宜于高血压患者饮用。

（16）钩藤茶

用量：钩藤 500g。

制法：捡去钩藤的老梗及杂质，洗净，晒干备用。

用法：每日 2 次，每次 30g，用沸水冲泡，代茶徐徐饮之。

作用：平肝熄风。

宜忌：适宜于早期高血压患者饮用。

（17）钩藤荔枝饮

用量：钩藤 12g，荔枝干 15g，冰糖少许。

制法：钩藤与荔枝干一起水煎去渣取汁，加入冰糖。

用法：当饮料常饮。

作用：清肝、利头目。

宜忌：适宜于肝阳上亢型高血压患者饮用。肾阴虚眩晕者不宜服饮。

（18）香蕉茶

用量：香蕉 50g，茶叶 10g，蜂蜜少许。

制法：先用沸水 1 杯冲泡茶叶，然后将香蕉去皮打碎，加入蜂蜜调入茶水中。

用法：当茶饮。

作用：降压，润燥，通便。

宜忌：适宜于高血压患者饮用，也可用于冠心病、动脉硬化者。

（19）香蕉花茶

用量：香蕉花（或香蕉皮）15g，槐花 12g。

制法：香蕉花与槐花一起水煎取汁。

用法：代茶饮。

作用：清肝火，降血压。

宜忌：适宜于肝阳上亢型高血压患者饮用，也可用于中风的防治。

（20）复方菊槐茶

用量：菊花 6g，槐花 6g，绿茶 6g，龙胆草 10g。

制法：沸水冲泡。

用法：代茶频饮。

作用：清热散风，降压。

宜忌：适宜于高血压眩晕患者饮用。

（21）何首乌丹参蜂蜜饮

用量：何首乌 15g，丹参 15g，蜂蜜 15～30g。

制法：将何首乌、丹参加水煎煮，去渣后调入蜂蜜即成。

用法：每日 1 剂，代茶饮。

作用：滋阴润燥，补益五脏，通经活络。

宜忌：适宜于肝肾阴虚或兼脉络瘀滞型高血压患者饮用，也可用于动脉硬化、慢性肝炎者。

（22）活血茶

用量：红花 5g，檀香 5g，绿茶 1 克，糖 25g。

制法：将上 4 味一起加水煎煮，滤取汁液。

用法：代茶饮服。

作用：活血化瘀止痛。

宜忌：适宜于血瘀型高血压患者饮用，也可用于脑血栓形成、血栓闭塞性脉管炎、闭经、痛经者。

（23）降压茶

夏枯草 60g、茺蔚子 60g、草决明 60g、生石膏 100g、黄芩 30g、茶叶 30g、槐角 30g、钩藤 30g，上药共熬，去渣取汁，加蜜炼成膏。一日分三次服，开水送下。

（24）药枕

选用车前子、草决明、菊花、鸡冠花子、茺蔚子（益母草的种子）、绿豆皮等作枕芯，可消暑清火，降低血压。

（25）中成药及经验方

①脑立清，每次 10 粒，每日 2 次。

②新降片，每次 3 片，每日 3 次。

③夏枯草 15g，草决明 25g，槐花 12g，水煎服。

④蓟草，车前草各 30g，豨莶草 15g，水煎服。

⑤侧柏叶、臭梧桐、桑树根各 30g，水煎服。

⑥蚕豆花（葫豆花）30g，泡水代茶饮。

⑦山楂 20g，煎水适量加糖服。

⑧柿蒂 50g，煎水服，每日 2 次。

（26）生活好习惯也能有助于降压

①说话要慢些：研究表明说话快了血压易上升。

②适量运动：每周坚持 3 次以上中低强度的运动，可改善血压状况。

③后仰呼吸：将上身慢慢向后仰，然后直起，后仰时呼气，直起时吸气，如此反复 10 次，可有防治高血压引起的头痛。

④冷热浴法：先用凉水后用热水洗浴 3 分钟，每日两次，有助于增强血管弹性及改善血液循环，对动脉硬化引起的高血压有效。但冬天不宜做冷浴，或者血压较高时也不宜做冷浴。适宜于初期，且体质较好者。

⑤常吃香蕉、土豆：香蕉及土豆含有丰富的钾元素，可贵的是适量的钾可使血压维持在正常水平，每日吃 1~2 支香蕉有助于稳定血压，或土豆 100g~150g 也有助于稳定血压。

⑥常吃醋花生米、大蒜：将花生米或大蒜浸泡于醋中密封一周后，每晚睡前吃 10 粒，嚼烂吞咽。一般一周后血压则会有所改善。

⑦常饮牛奶：牛奶富含钙，而缺钙血压则容易升高，因为钙参与控制动脉血压。但牛奶需长期饮用以补充血钙，不可认为喝一次牛奶，就如同服用一次降压药似的，坚持服用的意义在于增强体质。

（27）灸法

可选用以下穴位进行艾灸：百会（轻灸），风池、人迎、肝俞、肾俞、曲池、阳陵泉、足三里、三阴交、太冲、风门。

上海第二医学院附院瑞金医院针灸科用瘢痕灸足三里、绝骨穴治疗高血压病54例，此法不仅有明显的降压作用，而且还有改善血液黏稠度和对大小血管的扩张作用，所以能减少暴发中风的机会。经过17年的观察，仅有5例暴发了中风，而对照组的12例病人中就有4例得了中风，说明瘢痕灸对防治高血压和预防中风是有一定作用的。

（28）静默可降低血压

美国哈佛大学的一项实验表明，通过静默可以降低人的血压。最明显的是心跳和呼吸频率变慢，肌肉紧张程度和氧消耗量下降，血脂也会下降，所有这些都表明了人体处于松弛状态，健康状态也能有所改善。有趣的是，这种方法不会改变健康人的血压。

2. 低血压

低血压患者也需防中风。我们经常遇到一些中风患者，血压并不高（≤ 140/90mmHg），以前也没有高血压病，但清晨醒来时，突然发现偏瘫、失语，对于发生"夜半卒中"现象，一般人感到困惑。究其原因，这是由于晚间睡眠时的血压比白天要低，血液循环缓慢，血液中的血小板、胆固醇与纤维蛋白容易沉积而导致脑供血不足，进而导致脑血管阻塞，而突然发生缺血性中风。

事实上，血压较低的人应警惕中风，尤其是夏季夜间更易发病。低血压分为急性低血压和慢性低血压。一般成人测量血压低于 90/60mmHg 时，且长期持续达不到这一水平就称作慢性低血压，慢性低血压会给身体带来损害。有的人经常感到头晕、全身疲乏无力、食欲不振，猛得站起来会一阵头晕目眩，甚至晕倒，昏迷不省人事，为急性低血压。

长期缓慢的血流可促使血栓形成，导致中风。因为夏天人体出汗多、血压普遍偏低，尤其是夜间睡觉时，人体血流速度缓慢，本身黏稠度高的血液在血管壁上形成血栓，再加上天气炎热人们吃得少，胃肠道消化不良，抵抗力弱，所以也易发病。

慢性低血压患者首先应去医院就诊确定病因，然后对症治疗，同时，日常生活中，可以从以下几个方面注意调节：

（1）夏天多喝开水，增加血容量

夏天多喝开水，增加血容量可以稀释血液，降低血黏度。

（2）女性减肥不能盲目节食

女性减肥不能盲目节食，应合理搭配膳食，荤素搭配，保证摄入全面充足的营养物质，含胆固醇多的脑、肝、蛋、奶油、鱼卵、猪骨等食品，应适量进食，有利于提高胆固醇浓度，增加动脉紧张度，使血压上升。

（3）宜适当多吃富含营养食物

低血压如伴有贫血症，宜适当多吃富含蛋白质、铁、铜、叶酸、维生素 B_{12}、维生素 C 等营养物质的食物，如猪肝、蛋黄、瘦肉、牛奶、鱼虾、贝类、大豆、豆腐、红糖、莲子、桂圆、大枣、桑葚等。纠正贫血，有利于增加心输出血量，改善大脑的供血量，提高血压和消除血压偏低引起的症状。

（4）防止久站

防止久站，从躺位、蹲位和坐位转为站立位的过程中动作要缓慢，以免造成脑突然供血不足。

（5）加强运动锻炼

加强运动锻炼，增强肌肉强度。

（6）治疗低血压的验方

党参 15g、黄精 12g、肉桂 3g、大枣 10 枚、甘草 6 枚，水煎服。每日 1 剂，分 2 次服。15 天为 1 疗程。

3. 脑动脉硬化

合理的饮食营养对预防动脉硬化的发生和发展能起到积极的作用。其具体营养防治措施如下：

（1）适当增加维生素。B 族维生素和维生素 C 对改善脂质代谢、保护动脉壁有帮助。如当机体中有足够的维生素时，能减少胱氨酸等有害物质的形成，阻止其对动脉壁的损伤及血中脂质沉积，从而防止动脉粥样硬化的产生。另外，维生素 B_6 还能控制已经形成的动脉粥样硬化的发展。维生素 E 与维生素 C 有协同作用，能起到抗氧化、对抗自由基等作用，并可预防血栓形成和改善心肌营养。因此，富含维生素食物宜多吃，如发芽的豆类、新鲜水果、蔬菜、谷类等都是上述维生素的良好来源。

（2）提供优质蛋白质。海产品含有优质蛋白质，具有脂肪含量低、富含碘和无机盐等特点，对健康有益。碘可抑制胆固醇在肠道的吸收，减少胆固醇沉着于动脉管壁，具有减缓动脉粥样硬化发展的作用。大豆及其制品也富含蛋白质，而且具有降血脂作用。

（3）多摄入膳食纤维。膳食纤维在肠道中可吸附胆固醇，使之不易被吸收，还可减少体内胆固醇的合成，减少热量摄入。各种蔬菜、瓜果、粗粮、海藻等都含有丰富的膳食纤维。

（4）限制胆固醇。要限制食物中胆固醇的摄入量，每人每日小于 300mg。忌食含胆固醇高的动物脑和内脏，少食鱿鱼、鱼子、蟹黄、蛋黄等食物。

下面介绍几种药膳防治脑动脉硬化。

（1）猪肉炒洋葱

取洋葱 150g，瘦猪肉 50g。先将猪肉洗净，切丝；洋葱洗净，切丝备用。将植物油少许倒入锅内烧热至八成熟，将猪肉放入翻炒，再将洋葱下锅与肉同炒至熟，倒入各种调料稍许翻炒即成。具有防治动脉硬化的作用。

（2）葱白拌蜂蜜

将瓶子用开水煮沸消毒，取捣碎的葱白 60g，同 60g 热熟蜂蜜拌匀，放入瓶内备用。每天服 2 次，每次半汤匙，只服蜜汁不吃葱，连续食用 30 天，能预防动脉硬化症。

（3）香蕉调蜂蜜

取香蕉 50g，蜂蜜少许。香蕉去皮研碎，加入等量的白开水，加蜂蜜调匀饮用。对动脉硬化有辅助治疗的作用，还可用于辅助治疗冠心病、高血压。

（4）油炸花生米大枣

先把 500g 豆油放锅内将花生米炸熟捞出，再把 500g 大枣放油锅内炸一下，立即捞出，豆粉和面粉各 500g 放锅内一起炒熟，然后把花生米、芝麻、核桃仁、山楂片各 250g 压碎和白糖一起搅拌均匀。每日吃 100g~250g 即可。具有防治动脉硬化、中风、冠心病、老年痴呆等功效。

（5）柏子仁核桃仁泥

取柏子仁 300g，核桃仁 1000g，桃仁（去皮）500g，松子 300g，蜂蜜 2100g。将前 4 味药各捣碎如泥，混合在一起，用蜂蜜调匀即成。每日服 10g，日服 2~3 次，用开水送下。可防治动脉硬化症，且有通血脉、延年益寿的作用。

（6）白木耳黑木耳汤

取白木耳、黑木耳各 15g，以冷水泡发并洗净，放在小碗内，加水和冰糖适量，将碗置于蒸锅内，蒸 1 小时。一次或分次吃木耳饮汤，每日 2~3 次，连服 2~3 个月。可防治动脉硬化、高血压、眼底出血等症。

（7）豆浆粥

取豆浆 500g，粳米 50g。将豆浆与淘洗干净的粳米一同放入砂锅中，先用旺火烧开，再用温火熬煮成稀粥，以表面有粥油为度，加入砂糖或精盐适量即可。每日早、晚餐温热服用。适用于防治动脉硬化、高脂血症、原发性高血压、冠心病等症。

（8）大蒜粥

取紫皮大蒜 30g，粳米 30g。将大蒜去皮后在沸水中煮 1 分钟左右捞出，然后将粳米放入蒜水中煮粥，至八成熟时，加入先前捞出的蒜头，同煮至粥熟即可。每日早、晚餐温热服用。适用于防治动脉硬化、冠心病、原发性高血压、慢性腹泻等症。

（9）枣仁粥

酸枣仁末 15g，大枣 10g，粳米 100g。先将大枣、粳米加水煮粥，临熟时调入酸枣仁末再煮片刻即可，每日清晨空腹食用。

（10）小米粥

小米 50g，鸡蛋 1 个。先将小米煮成较稀的粥，将熟时打入鸡蛋，搅成蛋花。临睡前泡脚后饮此粥。

（11）荷叶粥

取鲜荷叶1张，粳米150g，先将荷叶煎汤，然后把粳米与荷叶汤煮成粥，再加入适量的冰糖。每日2次。

（12）玉米粉粥

取玉米粉50g，粳米50g。先将玉米粉用适量冷水调和，再将淘洗干净的粳米入锅，加水适量，先用旺火烧开，调入玉米粉，再用文火熬煮成稀粥即可。每日早、晚餐温热服用。适用于防治动脉硬化、冠心病、心肌梗死、高脂血症等病症。

（13）核桃仁粥

取核桃仁50g，研碎，再取蜂蜜10g，一起放入米粥内食用。每日2次。

（14）黑木耳粥

把黑木耳50g泡发后洗净，与大米50g煮粥，加蜂蜜少许后食用。每日1次。

（15）葵花子仁粥

把葵花子仁 50g 炒香，蜂蜜 10g，一起拌入米粥内食用。每日 2 次。

（16）山芋米仁粥

取山芋 200g，洗净连皮切成小块，加米仁 20g，再与粳米同煮成粥。每日 1 次。

（17）柏仁芝麻粥

柏子仁 10g，芝麻末 15g，大米 100g。将上味同煮粥，经常服食。

（18）胡萝卜土豆粥

将胡萝卜 50g 切碎，土豆 50g 切条，大米 25g，加水煮粥食用。每日 1 次。

4. 糖尿病

糖尿病是中风的一个独立的危险因素。糖尿病在中医学中称之为"消渴"，即消瘦烦渴之意。运动可增强糖尿病患者的心肺功能，减少高血压及冠心病，可保持正常体重，可促进胰岛素在体内的作用，避免或延迟各种糖尿病并发症的发生，还可松弛身心，消除压力。其次就是药物治疗和控制饮食。要做到以下几点：

（1）避免甜食，避免进食糖及含糖食物

此类食物会被身体很快吸收，易使血糖上升。例如：糖果、甜食、砂糖、冰糖、蜜糖、甜点心、糕点、汽水、听装果味饮品、罐头水果或有糖分干果。

（2）减少高脂肪及高胆固醇食物

因为高血脂及高胆固醇是引发心血管病症的病因之一，糖尿病患者尤需注意。高脂肪食物包括：肥猪肉、鸡油、牛油等。高胆固醇食物包括：蛋黄、鱿鱼、黑鱼、动物内脏、虾、蟹、蛇、蚝等。

（3）适量进食高纤维及淀粉类食物

例如：面包、米饭、面条、荞麦、小米、水果、蔬菜等。

（4）烹调要得法

①宜多食鸡肉、瘦肉及鱼。

②煮食前应当切去肥膏或鸡皮。

③避免用大量调料及油。

④宜采用蒸、煮、灼等烹调法，

⑤可使用不粘锅以减少用油。

⑥调味以清淡与少油盐为原则，减少煎炸。可用香料或配料如姜、葱、蒜头、八角等增加食物的香味。

（5）减少在外进餐的次数

餐馆的食物比较油腻并且脂肪高，应减少外出进食的次数。

（6）定时定量，少食多餐

少食多餐避免随意增减食量，才能达到血糖稳定。少食多餐，包括早、中、晚三餐，并在正餐之间及睡前进食小点心，以减少因药物而导致低血糖的机会，特别是注射胰岛素的患者要注意。

同时，还要做到血糖的监测和定期检查：

①控制高血糖，尽可能使血糖正常或接近正常。

②控制高血压，糖尿病患者的高血压应比非糖尿病者控制更严格。

③要定期检验血脂、血黏度，测量血压、心电图。

纠正血脂代谢紊乱。

④长期服用小量抗凝血药，如阿司匹林。国内外大样本的研究已经证实，对于有脑中风危险因素者，如合并糖尿病、高血压和有脑中风家族史者，长期服用小剂量阿司匹林能有效地降低脑中风的发生率。

⑤提倡健康的生活方式，如合理饮食，戒烟限酒，适量运动，调整心态等。

⑥及早发现、及早治疗脑中风。一旦发现患者有脑缺血表现，及早采取有效的治疗，如及时采取溶栓治疗等。一旦发生脑血管意外，立即送医院急症处理。

5. 高脂血症

所谓高脂血症，是指血液中的脂肪含量高于正常。正常人空腹时血液中的胆固醇含量为 3.1~5.7mmol/L，甘油三酯 0.56~1.7mmol/L。当血液检验数值超过了这一标准限值，即称为高脂血症。

高脂血症属于中医痰证、眩晕、心悸、胸痹等证的范畴，以眩晕、胸闷、空腹时血浆脂质（甘油三酯和胆固醇）升高（有的病例在临床上无任何症状）等为临床特征。本病外因久食膏粱厚味和肥甘之品，内因老年衰弱或先天不足造成肾的阴阳失调。其病机是肝肾亏损，痰瘀内阻。

血脂增高是脑中风的常见发病危险因素。血液中的胆固醇、甘油三酯、低密度脂蛋白的增高和高密度脂蛋白的降低，将促进胆固醇的沉积，形成动脉硬化，并增加血黏度，均增加了中风的危险性。国内外多位学者证实，胆固醇处于低水平即低于 4.16mmol/L 时，发生出血性中风的危险性就会增加；如果血胆固醇高于 5.72mmol/L 以上，缺血性脑卒中的发生会随着胆固醇的升高而逐渐增加。

高血脂的危害是连续性的，目前血脂异常的诊断及治疗标准国内外尚无完全统一的意见，国际上公认的异常血脂治疗标准强调：应根据患者有无中风病危险因素而制定相应分级诊断及治疗标准；降低低密度脂蛋白胆固醇为治疗的首要目标，目标值为 <100mg/100mL。

有中风或冠心病危险因素（或病史）的患者以及家族型高脂血症患者应定期（3~6 个月）进行血脂检测（胆固醇、甘油三酯、低密度脂蛋白、高密度脂蛋白等）。血脂异常，尤其合并有高血压、糖尿病、吸烟等其他危险因素者首先应改变不健康的生活方式，要养成清淡饮食的日常习惯，保持低油、低糖、低盐，高纤维的"三低一高"饮食原则。少吃胆固醇含量高的食物，脂肪食物尤其是动物脂肪，由于含有大量饱和脂肪酸，会使血中胆固醇、甘油三酯升高，加速动脉粥样硬化的进程，容易发生脑中风。因此，应适当节制胆固醇含量高的食物的摄取，如动物内脏、蛋黄、鱼子、肥肉等。

单纯胆固醇增高或以甘油三酯、低密度脂蛋白胆、固醇增高为主的混合型患者选用他汀类药物治疗，单纯甘油三酯增高或以甘油三酯增高为主的混合型患者选用贝丁酸类药物治疗，必要时可联合用药。治疗过程中严格监测药物的不良反应。包括肝肾功能，必要时测试肌酶，避免发肌纤维溶解症。

下面介绍几种高脂血症的食疗疗法：

（1）高血脂者宜多吃苦瓜

每天早餐时清炒或凉拌苦瓜 100g 左右，可当小菜与早点、牛奶一起吃，天天坚持。清炒时将苦瓜切好，用素油、豆豉、葱蒜及调料。凉拌则是将苦瓜切好后，用水焯一下，再加入调味品一拌即可。空腹食用可能效果更好。

（2）山楂粥

原料：山楂 30~45g(或鲜山楂 60g)，粳米 100g，砂糖适量。

制作：将山楂煎取浓汁，去渣，同洗净的粳米同煮，粥将熟时放入砂糖，稍煮 1~2 沸即可。

用法：作点心热服；10 日为 1 个疗程。

功效：健脾胃，助消化，降血脂。适用于高血脂、高血压、冠心病，以及食积停滞，肉积不消。

注意事项：不宜空腹及冷食。

（3）泽泻粥

原料：泽泻 15~30g，粳米 50~100g，砂糖适量。

制作：先将泽泻洗净，煎汁去渣，放入淘净的粳米共煮成稀粥，加入砂糖，稍煮即成。

功效：降血脂，泻肾火，消水肿。适用于高脂血症、小便不利、水肿等。

注意事项：宜久服方能见功。阴虚患者不宜用。

（4）菊花决明子粥

原料：菊花 10g，决明子 10~15g，粳米 50g，冰糖适量。

制作：先把决明子放入砂锅内炒至微有香气，取出，待冷后与菊花煎汁，去渣取汁，放入粳米煮粥，粥将熟时，加入冰糖，再煮1~2沸即可食。

用法：每日1次；5~7日为1个疗程。

功效：清肝明目，降压通便。适用于高血压、高脂血症，习惯性便秘等。

注意事项：大便泄泻者忌服。

（5）三七首乌粥

原料：三七5g，制何首乌30~60g，粳米100g，大枣2~3枚，冰糖适量。

制作：先将三七、制何首乌洗净放入砂锅内煎取浓汁，去渣，取药汁与粳米、大枣、冰糖同煮为粥。

用法：供早晚餐服食。

功效：益肾养肝，补血活血，降血脂，抗衰老。适用于老年性高血脂、血管硬化、大便干燥及头发早白、神经衰弱。

6. 同型半胱氨酸（Hcy）血症

同型半胱氨酸（Hcy）血症已成为中风的一个独立

危险因素。其发病机制中有两个重要方面：①营养因素；②遗传因素。

许多研究资料已证实维生素 B_6、维生素 B_{12} 及叶酸可以降低血浆 Hcy 的浓度，从而降低中风的发生率。即使对健康人群也有减少动脉斑块的作用。

正常人每天至少在饮食中摄取 350ug 叶酸才能达到预防目的。一般主张 Hcy 血症患者用维生素 B_6（250mg/d）进行治疗，时间最少要 6 周。单用维生素 B_6、维生素 B_{12} 无效，必须与叶酸合用才能有效。

7. 高尿酸血症

高尿酸血症即痛风，是引起中风的独立危险因素。大部分高尿酸血症是可以进行生活方式干预的，建议 40 岁以上有中风病家族史的患者，或抽烟、饮酒的人群，最好每半年监测一次尿酸水平，一旦发现尿酸升高，要立即查明原因并加以控制。

在日常饮食中减少含嘌呤量高的食物的摄入，含嘌呤较高的食物有动物脑、内脏、鸡、鸭、鸽、鱼、酵母和胚芽类的摄取物等；其次为牛肉、猪肉、羊肉、兔、火腿、香肠、骨髓等。应避免油炸、油腻食物及空腹饮酒。痛风乃是代谢失调症的一种，以肥胖者居多，肥胖者应减轻过多体重，有助于症状的改善。吃肉、鱼时应煮后去汤，或不喝汤，因为 50%的嘌呤均溶于水中。

在痛风急性发病期，无论含嘌呤中等量或高含量的食物，都尽可能避免，在饮食中蛋类、牛奶或奶制品为蛋白质的主要来源。在非急性发病期，含中等量的食物可酌量摄取，但嘌呤含量高的食物，仍需加以避免。黄豆和黄豆加工品虽含中等量嘌呤，但对体内高尿酸的影响较肉类、鱼类要小，除非是在急性发病期，否则仍可酌量摄取，以作为饮食中蛋白质的来源。热量摄取不足且过低时，必须补充含糖液体，以避免身体脂肪组织快速分解，抑制尿酸排泄，致使血液中尿酸浓度增加。多饮水、多吃蔬菜瓜果等富含维生素、矿物质及纤维的食物，使每天的尿量保持在 2000mL 以上，可以使体内生成的过剩尿酸瘀积的盐类能随尿排出。

高尿酸血症的预防方法如下。

（1）痛风患者需调节饮食，控制总热量的摄入，限制高嘌呤食物的摄入，如动物的内脏（心、肝、肾、脑）、鱼虾、海产品（尤其是贝壳类海味）、肉类、豆制品、板栗、核桃等，严禁饮酒，尤其是啤酒，因为啤酒中含有大量的嘌呤，多食青菜、水果、香菇、木耳等。

（2）多饮水以增加尿酸的排泄，每天饮水量最好多于 2000mL，不用噻嗪类的利尿药。

（3）控制体重，防止超重对控制痛风有一定作用。

8. 其他

（1）年长之人要注意预防中风

年龄超过 40 岁，则阳气渐衰，血脉运行迟缓，易发各种病症。据统计 40 岁以后，每增加 10 岁，中风发病数则成倍增长。70 岁以上的发病率为 50 岁以下者的 20 倍，所以年长之人，应注意预防中风，除在生活、工作、饮食等方面多加注意外，一般可用决明子 5g，生山楂 5g，苦丁茶 5g，菊花 5g，煎水代茶饮，每日 1 剂，能清肝泻火、降血压、降血脂、保护血管、预防中风。

（2）肥胖之人要注意预防中风

中医有"肥人多痰"之说，形体肥胖者多痰湿壅盛，易化热生风，阻塞经络，蒙蔽清窍，发为中风，正如清代名医沈金鳌所言："肥人多中风。"据统计，40～60 岁的男性肥胖者，比正常体重者发病率高 0.5

倍。因此，肥胖者更应注意预防中风。一般可用半夏5g，南星5g，番泻叶2～3g，茯苓6g，泽泻5g，煎水服，每日1剂，有化痰、祛湿、降脂减肥、预防中风的作用。

（3）季节变化警惕中风

老人入秋防"中风"。大量的医学统计资料表明，七成以上的中老年人中风发生在秋季，故医疗专家把中风称为"秋季神经科流行病"。调查发现，患者中约七成都会出现某些中风先兆，如突然视物旋转不能站立或头痛剧烈难以忍受，暂时性的视物不清，舌根部发硬不能讲话或言语不清，一侧肢体突然麻木、乏力、活动困难受限，精神疲乏、频打哈欠，恶心呕吐呈喷射状，性格改变、无法自我控制，智力减退，无原因的疲惫嗜睡等，若发现上述先兆症状，应及时送医院诊治。

春天到来，天气转暖，致病的细菌、病毒等也繁殖迅速，因而流行性感冒、麻疹、流行性脑脊髓膜炎、猩红热、肺炎等传染病最容易发生。"春捂秋冻"就是顺应气候的养生保健经验。因为春季气候变化无常，忽冷忽热，加上人们用棉衣"捂"了一冬，代谢功能较弱，不能迅速调节体温。如果衣着单薄，稍有疏忽就易感染疾病，危及健康。患有高血压、心脏病的中老年人，更应注意防寒保暖，数九寒冬也是中风的高发期，但临床资料表明，盛夏也是中风高发期。盛夏人们出汗多，体内容易缺水，而老年人由于生理功能减退，对外界环境的变化适应性差，耐受能力弱，对口渴的反应又普遍迟钝，因得不到及时的饮水补充，缺水更加严重，致使血黏度增加，促进血压升高和血栓的形成，因而诱发中风。

冬日将太厚太重的棉被压盖人体，不仅影响呼吸，还会使全身血液运行受阻，容易导致脑部血流障碍和缺氧，并促使脑静脉压和脑压增高。特别是患冠心病、高血压等心脑血管疾病的老人，更容易突发急症，甚至危及生命。

（4）起居疗法

起居疗法即通过合理的科学的生活方式来达到促进健康，治疗疾病的目的。在最早的中医经典《黄帝内经》中就有了详细的记载与论述，在中风的预防和治疗过程中也是一种非常有效的辅助疗法。

起居疗法要点如下。

①生活有规律，应早睡晚起，保证足够的休息时间，按时作息，有规律地安排每天的起居饮食与各种

活动。

②避免劳累，定时排便以保持通畅，发生便秘时要及时治疗，避免排便时用力过猛而导致中风发生。

③居室应尽量宽敞舒适，即使居室狭小，也应保持整洁宁静、通风良好、光线充足、温暖湿润。有条件的室内放置适宜花草，以利患者养阴抑火，敛心神，疏肝气。

④行动要缓慢，不宜单身外出活动，变更体位、上下楼梯、乘坐汽车、跨越门槛等应注意安全，防止踩空、滑跌或绊倒。

⑤适当收看电视或听广播、收音机。但持续时间不宜过长，应避免观看惊险、悲伤片种，音量要适中。

⑥夏天使用电风扇或空调时，不宜直接对着身体吹送凉风，且风力不宜过强。

⑦根据气候变化，及时增减衣服。

（5）中风预防六字诀

①稳　即稳定情绪。极度愤怒或紧张均可诱发中风，故患者应保持乐观愉快的心理。狂喜、暴怒、忧郁、悲哀、恐惧和受惊都会诱发中风。

②防　即防止便秘。大便干结，易使腹内压增高，血管外周阻力增强，血压骤增，造成脑动脉破裂而发生

中风。故患者要保持大便通畅，每天定时大便，多吃蔬菜和水果，不要吃辛辣、油炸食品。

③低　即饮食低脂、低盐。动物脂肪易使血脂升高，引起动脉粥样硬化，增加中风的可能性；食盐过多，可引起水钠潴留，使血压进一步升高；长时间血压升高可诱发中风。

④忌　一忌饮食过饱。吃得过饱，腹部饱胀，影响心肺功能。还可造成大量血液集中到肠胃，使心、脑等器官供血相对减少，容易诱发中风；二忌看电视时间过长。久看电视，大脑持续紧张，可使肾上腺素分泌增加，血管收缩，血压进一步升高。有些电视情节紧张，场面惊险，易使情绪激动，往往容易发生中风；三忌随意突然停药，患者应遵医嘱服药，若擅自停药，易造成血压大幅度反跳，从而导致中风的发生。

⑤练　即坚持适度的锻炼。每天坚持散步、做体操、打太极拳、练气功，以增强体质，防止中风。

⑥诊　即早治"小中风"。"小中风"的主要表现为自觉半身无力或半身麻木，突然说话不灵或吐字不清，甚至不会说话，但持续时间短，最长不超过 24 小时。据报道，发生"小中风"的患者在 1 年内有 42% 发生中风。故对于"小中风"必须高度注意，及早就诊。

（6）小中风的防治

因为小中风有 1/3 最后容易发生中风，所以应注意防治。严格在医生指导下进行。可选用的治疗方法如下。

①肝素治疗：用 10000~12500 单位肝素加入葡萄糖静脉慢慢滴。

②口服抗凝血药罂粟碱等药物。

③尿激酶（一种溶栓剂）。

④潘生丁，每次 25~50mg，每日 3 次。

⑤阿司匹林 0.125g，3 次（0.1g 亦可）。

⑥右旋糖酐 40 和丹参注射液。

（7）天然茶饮品

天然植物提取物包含决明提取物、合欢提取物等，可用于恢复和预防高脂血症和中风。该天然植物提取物的组合物可以降低血液中胆固醇含量，从而预防由高胆固醇引起的动脉硬化和中风。同时，持续饮用天然茶，上述疾病病发初期也可以得到辅助治疗。制成饮品后，方便日常饮用，可以有效预防和治疗高脂血症和中风。

（8）灸法

艾条灸风池、天柱、肩井、手三里、神门、阳陵泉、风市，足三里、凡八穴，左右两侧灸。

（9）注意保暖

保暖很重要，尤其到冬天，衣着必须具有保暖性，在温度较低的室外进行活动时，双手必须戴手套，因为，手指头末梢循环不畅，回流心脏的静脉血受阻易发生缺血性中风。

（10）良好的生活习惯

改变不良生活习惯：烟、酒或大鱼大肉，这类辛辣焦燥食物必须高度戒制。这个非常重要，否则任何防范措施都是徒劳的。

（11）良好的心态

稳定心态：无论遭遇什么高兴或悲伤的突发事件，都要保持一个稳定的心态，千万不可极度悲伤或非常激动，由于情绪过激而造成中风的病例临床上常会遇到。

（12）适当的文娱活动

经常参加文娱活动，如欣赏音乐，听听相声，写字作画等，皆是保持良好心态的方法，可对中风的防治及康复起到良性作用。

（13）改善饮食结构

每天要有足够的营养保证是很重要的，只要营养够了，就没必要非得要吃得肚子圆圆的，一般来说，七成饱即可。吃得太饱后1小时内发生中风的概率很高。应多吃新鲜水果蔬菜，以碱性食物为主，尽量少吃酸性食物，比如鱼类、肉类、大米、小麦等。要控制、远离高热量的食物，如麦当劳、肯德基、糖、脂肪多的食物等。

（14）按时服药

要按时服药，必须遵医嘱，按时服药，积极控制血压、血糖，等积极治疗原发病

（15）注意中风的外来因素

①气候变化：气候变化是首要因素，尤其是冬季天气突然变冷，或夏季天气酷热，大汗不止者最容易中风。

②昼夜差别：早晨6~9点是中风高发时间。因为

夜晚血压低、血黏度高、血液循环受阻，此时最易形成血栓。

③饮食关系：饭后1小时内。

④情绪激动：突发事件，如亲友死亡而悲伤，或中大奖而过度兴奋，或暴怒生气等。

⑤过度劳累：劳累过度，用力过猛，运动剧烈，大便秘结而努力排出时。

（16）保持血管"年轻"的四大措施

①多吃碱性食物：哪些属于碱性食物呢？水果、蔬菜、豆制品、土豆、牛奶、山芋、橘子等食物皆属于碱性食物。因为这些食物经过消化吸收后，留在体内的是钙、镁、钾、铜等碱性元素。而大米、小麦以及鱼类、禽类等肉质食物经过消化吸收后，留在体内的是氮、硫、碳等酸性元素，所以又称为酸性食物。

②适量食用植物油，尽量少食动物脂肪．因为动物脂肪中含有大量的低密度脂蛋白，容易造成动脉硬化。而植物油中主要含的是亚油酸，且能溶解、清除有害的胆固醇。

③必须改变不良生活习惯，如戒烟、戒酒、戒肥肉，且要做到按时休息。

④多参加有氧运动，这样可燃烧掉体内多余的脂肪，有效地防止肥胖。

（17）严防中风回马枪

①查明病理：有过中风后，需要通过 CT、磁共振等检查，明确究竟是缺血性还是出血性或是混合性脑卒中，因为其防治原则各有不同，然后在医生的指导下，制订一套预防再次发作的方案，严格执行。

②生活规律：就是要调节起居活动适应机体的生物钟，早晨醒来，不要急于起床，先在床上仰卧，活动一下四肢和头颈部，使四肢肌肉和血管平滑肌恢复适当张力，以适应起床时的体位变化，避免引起头晕，然后慢慢坐起，稍活动几次上肢，再下床活动，这样血压不会有大的波动，温水洗漱后，饮白开水一杯，冲洗胃肠，降低血液黏稠度，通畅血液循环，降低血压。

③适当晨练：有过中风病史的患者不宜做剧烈运动如跑步、登山，可根据个人的具体情况选择散步、体操、打太极拳等，应注意不可过量。

④耐心排便：切忌屏气用力，否则有诱发脑出血的危险，尽量选用坐便的方式，平时应多食水果蔬菜，保证排便通畅。

⑤转变性格：下决心改变脾气暴躁的性格，放松紧张情绪、缓解应激反应，学会休闲放松。

⑥中午小睡：即使睡不着，也应闭目养神，晚上按时就寝，睡前温水泡脚，然后适当按摩劳逸结合。

⑦摒弃恶习：戒烟、忌酒、勿饮咖啡，更不要长时间打麻将。

⑧限钠摄钾，补充钙镁：应把食盐量降至每日 6g 左右，增加钾的摄入，多吃桃、橙、香蕉、菠菜、毛豆、甜薯、马铃薯等富含钾的食物。缺钙可促使小动脉痉挛，血压升高，每日需保证摄入 1g 以上的钙。平时应多吃粗粮、坚果、海藻等富含镁的食物。

⑨勿乱投医，滥用药：中风病用药最讲究"个体化治疗原则"，绝不可生搬硬套别人的用药经验，尤其那些镇静药、降压药、抗凝血药、溶栓药等，用之不当会引起严重后果，一定要去有条件的医院看医生，与医生全面合作，按照医嘱用药，才会取得满意的效果，防止中风回马枪。

家庭常用
预防中风的
中成药

介绍的 23 种中成药，从功能和主治来看，大多为治疗中风后遗症的，但对中风的预防，亦有很好的作用，只是在服药的剂量和时间上课酌情减少。

1. 血塞通片

[主要成分] 三七总皂苷。

[功能与主治] 活血化瘀，通脉活络。用于治疗脑络瘀阻、中风偏瘫、心脉瘀阻、胸痹心痛。用于瘀血阻络所致的中风偏瘫、肢体活动不利、口眼㖞斜，胸痹心痛、胸闷气憋；中风后遗症及冠心病心绞痛见上述证候者。现代用于治疗脑血管病后遗症、冠心病、心绞痛。

[用法用量] 口服，每次 50~100mg，每日 3 次。

[注意事项] 孕妇慎用。忌食辛辣食品，戒烟、戒酒。

2. 复方丹参片

[主要成分] 丹参、冰片、三七。

[功能与主治] 活血化瘀，芳香开窍，理气止痛。用于冠心病，心绞痛，心悸，胸闷，气短，面色苍白，四肢厥冷、青紫，舌质暗有紫斑等。

［用法用量］口服，每次 3 片，每日 3 次。

［注意事项］气阴两虚者慎用。

3. 银杏叶片

［主要成分］银杏叶。

［功用与主治］活血祛瘀，通络止痛。用于瘀血阻络所致的胸痹、中风。症见胸闷心痛，痛处不移，心悸气短．或中风半身不遂，口舌㖞斜，言语謇涩。冠心病稳定型心绞痛、脑梗死、中风恢复期见上述证候者。

［用法用量］口服，每次 2~3 片，每日 3 次。

［注意事项］孕妇、月经期妇女及出血性疾病禁服。

4. 步长脑心通胶囊

［主要成分］黄芪、丹参、川芎、赤芍、红花、地龙、水蛭等。

［功能与主治］益气活血，化瘀通络，醒脑开窍，通痹止痛，改善供血不足。用于中风所致半身不遂，言语不利，抽搐发作，四肢无力，痴呆，精神异常等症；冠心病引起的胸痛、胸闷、眩晕、心悸、气短等；降血

压，调节血脂，降低血液黏度，防治老年性痴呆、脑萎缩、脑动脉硬化。

［用法用量］每次 4 粒，每日 3 次，口服，或遵医嘱。

［注意事项］脑出血、孕妇禁用。胃病患者饭后服用。

5. 血栓心脉宁（胶囊）

［主要成分］川芎、毛冬青等。

［功能与主治］活血通脉，清热解毒。用于治疗各类中风，脉管炎，高脂血症和糖尿病。

［用法用量］口服，每次 4 粒，每日 3 次。

［注意事项］孕妇忌服。

6. 通心络胶囊

［主要成分］人参、水蛭、全蝎、土鳖虫、蜈蚣、赤芍、檀香、降香、乳香、酸枣仁、冰片。

［功能与主治］益气活血，通络止痛。用于冠心病心绞痛属心气虚乏、血瘀络阻证。症见胸部憋闷、刺痛、绞痛，固定不移，心悸自汗，气短乏力，舌质紫暗或有瘀斑，脉细涩或结代。亦用于气虚血瘀络阻型中风

病，症见半身不遂或偏身麻木，口舌㖞斜，言语不利。

[用法用量] 口服，每次 2~3 粒，每日 3 次。

[注意事项] 出血性疾病，孕妇及妇女经期火旺型中风禁用。服药后胃部不适者宜改为饭后服用。

7. 益气活血颗粒

[主要成分] 黄芪、丹参、牛膝、川芎、土鳖虫、人工牛黄。

[功能与主治] 益气活血，通络化痰。用于缺血性中风（脑梗死）中经络恢复期，气虚血瘀证，症见半身不遂、口眼㖞斜、语言不清、偏身麻木、气短乏力。

[用法用量] 冲服，每次 1 袋，每日 3 次。

[注意事项] 1. 孕妇禁服．产妇慎用。2. 血盛者禁用。3. 个别患者服药会出现大便偏稀。

8. 乐脉颗粒

[主要成分] 丹参、川芎、红花、山楂等。

[功能与主治] 行气活血，化瘀通脉。用于气滞血瘀所致的头痛、眩晕、胸痛、心悸等。

［用法用量］口服，每次1~2包，每日3次。

［注意事项］1. 气虚血瘀，痰瘀互阻之胸痹，中风，眩晕、头痛者不宜应用。2. 本品含有活血化瘀之药，孕妇慎用，有出血倾向或出血性疾病者慎用。3. 饮食宜清淡、低盐、低脂。食勿过饮、忌食生冷、辛辣、油腻之品，忌烟酒、浓茶。4. 保持心情舒畅。忌过度思虑，避免恼怒、抑郁等不良情绪。5. 在治疗期间，心绞痛持续发作，宜加硝酸酯类药。如出现剧烈心绞痛、心肌梗死等，应及时救治。6. 缺血性中风急性期应及时留院观察或加用静脉制剂，待病情稳定后方可用此药。

9. 脑血康口服液

［主要成分］本品为水蛭（烫）经加工制成的口服液。

［功能与主治］活血化瘀，破血散结。用于中风、半身不遂、口眼㖞斜、舌强语謇。适用于高血压性脑出血后的脑内血肿、脑血栓等。缺血性及出血性脑血管疾病，脑血管疾病所致的偏瘫，冠心病心绞痛。血栓性静脉炎、闭塞性脉管炎、下肢静脉血栓。高脂血症、高黏血症。

［用法用量］口服液，口服，每次 10mL（1 支），每日 3 次，4~6 周为 1 疗程。或遵医嘱。使用时请将吸管尖头从瓶盖中央插入。

［注意事项］出血者和孕妇禁用。久存若有轻微沉淀，可摇匀服用，不影响疗效。

10. 消栓颗粒

［主要成分］黄芪、当归、赤芍、地龙、红花、川芎、桃仁。

［功能与主治］补气，活血，通络。用于气虚血瘀所致的胸痹及中风，症见半身不遂，口舌㖞斜，语言謇涩，面色㿠白，气短乏力。

［用法用量］口服，每次 4g，每日 3 次。

［注意事项］阴虚阳亢证及出血性倾向者慎用。孕妇忌服。

11. 消栓口服液

［主要成分］黄芪、当归、川芎、桃仁、红花、地龙。

［功能与主治］补气活血，化瘀通络。用于预防和

治疗中风引起的半身不遂、口眼㖞斜、语言謇涩、口角流涎、下肢痿废、小便频数。

[用法用量] 口服，每次 10mL，每日 3 次，1 个月为 1 个疗程；如有沉淀，摇匀使用，不影响疗效。

[注意事项] 凡阴虚阳亢、风火上扰、痰浊蒙蔽者禁用。中风急性期勿用。

12. 消栓通颗粒

[主要成分] 黄芪、当归、地黄、桃仁、赤芍、川芎、地龙、枳壳（炒）、三七、丹参、甘草、红花、牛膝、冰片。

[功能与主治] 益气，活血，祛瘀，通络。用于中风瘫痪，半身不遂，口眼㖞斜，语言不清及瘀血性头痛，胸痛，肋痛，对中风先兆者（脑血栓形成先兆）亦有一定预防作用。

[用法用量] 口服，开水冲温服。每次 25g，每日 3 次，或遵医嘱。

[注意事项] 脑血管病有出血倾向者，妇女月经期，孕妇均忌服。

13. 脑血栓片

[主要成分] 丹参、红花、水蛭、牛黄、赤芍、桃仁、川芎、丹参、土鳖虫、羚羊角。

[功能与主治] 活血化瘀，醒脑通络。用于因瘀血、肝阳上亢出现之中风先兆，如肢体麻木、头晕目眩、脑血栓形成出现的中风不语、口眼㖞斜、半身不遂等症。

[用法用量] 口服，每次6片，每日3次。

[注意事项] 1.忌烟酒，饮食宜清淡。2.本品有促进脑部血液循环的作用，故脑出血、脑梗死患者应慎用或者遵医嘱。3.孕妇禁服，服药期间忌辛辣刺激性食物。

14. 软脉灵口服液

[主要成分] 熟地黄、五味子、枸杞子、怀牛膝、茯苓、何首乌（制）、白芍、柏子仁、远志、黄芪（炙）、陈皮、淫羊藿、当归、川芎、丹参、人参。

[功能与主治] 滋补肝肾，益气活血。用于肝肾阴虚，气虚血瘀，头晕耳鸣，头痛脑胀，健忘失眠，心胸隐痛，心悸气短，半身不遂，口眼㖞斜，言语不利，肢体麻木，神疲乏力，心烦少寐，舌质暗红或有瘀斑，脉

沉细涩。可用于早期脑动脉硬化、冠心病、心肌炎、脑血管意外后遗症出现肝肾阴虚、气虚血瘀证候者。

［用法］每日 2~3 次，每次 15mL。一个疗程为40 日。

［注意事项］服药后少数病例可出现口干口苦、胃部不适、大便干燥、月经过多、过敏性皮疹等不良反应，停药后即自行消失。阴虚阳亢、痰热证者均忌用。

15. 复方羚角降压片

［主要成分］羚羊角、夏枯草、槲寄生、黄芩。

［功能与主治］降低血压，预防中风。用于高血压，充血性头晕胀痛。

［用法用量］口服，每次 4 片，每日 2~3 次。

［注意事项］1. 忌辛辣、鱼腥食物。2. 孕妇慎用。3. 服药七天后症状无改善，或出现其他症状，应去医院就诊。4. 按照用法用量服用。5. 对本品过敏者禁用，过敏体质者慎用。

16. 灵精胶囊

[主要成分] 灵芝、丹参、槐花、泽泻、黄精、葛根、山楂、荷叶、决明子、至灵菌丝。

[功能与主治] 健脾益肾，化痰祛瘀。用于脾肾两虚、瘀浊阻滞型高脂血症。用于中轻度高脂血症同时伴有高血压症，预防冠心病与脑中风。

[用法用量] 口服。每次5粒，每日3次；4周为一个疗程。

[注意事项] 腹泻便溏者慎用；建议在医生指导下使用。

17. 脑安胶囊

[主要成分] 川芎、当归、红花、人参等。

[功能与主治] 活血化瘀，益气通络。用于脑血栓形成急性期、恢复期，半身不遂，口舌㖞斜，偏身麻木，口角流涎，脑供血不足，血管性头痛，以及预防中风。

[用法用量] 口服，饭后及睡前服用均可。中风防治时根据病情，每次2粒，每日2次。病情较长或重症患者应连续服用30天。作为预防时，每次1粒，每

日2次；治疗血管性头痛时，每次1粒，每日2次；发作频繁者可每日3次。

［注意事项］出血性中风慎用，孕妇禁用，产妇及过敏体质者慎用。

18. 心脑静片

［主要成分］莲子心、珍珠母、槐米、黄柏、木香、黄芩、夏枯草、钩藤、龙胆、淡竹叶、铁丝、威灵仙、天南星（制）、甘草、牛黄、朱砂、冰片。

［功能与主治］清心醒脑，镇惊安神。降低血压，疏通经络，防治中风。用于头晕目眩，烦躁不宁，风痰壅盛，言语不清，手足不遂。

［用法用量］口服。每次4片，每日1~3次。

［注意事项］孕妇忌服。

19. 溶栓胶囊

［主要成分］地龙等。

［功能与主治］清热定惊，活血通络。用于中风之半身不遂、肢体麻木、原发性高血压。本品适用于心血

管疾病的预防和治疗，如脑血栓、脑栓塞、肺栓塞、脉管炎、心肌梗死、高纤维蛋白原血症和血小板凝集增加患者，适用于糖尿病并发症，如神经病变、微循环障碍等患者。

［用法用量］口服，早、午、晚饭前30分钟空腹服用，每次2~3粒，每日3次，或遵医嘱。

［注意事项］有出血倾向者慎服。

20. 溶栓脑通胶囊

［主要成分］雪胆提取物、冬虫夏草、山药、地龙、三七、甘草等。

［功能与主治］活血化瘀，通经活络。用于中风，中经络所致的瘀血阻络证。

［用法用量］口服，每次4粒，每日3次，饭前服。30天为1个疗程，或遵医嘱。

［注意事项］消化道活动性溃疡及有出血倾向者慎用。

21. 培元通脑胶囊

[主要成分]制何首乌、熟地黄、天冬、龟甲、鹿茸、肉苁蓉、肉桂、赤芍、全蝎、水蛭、地龙、山楂、茯苓、甘草。

[功能与主治]益肾填精，息风通络。用于缺血性中风中经络恢复期肾元亏虚、瘀血阻络证，症见半身不遂、口舌㖞斜、语言不清、偏身麻木、眩晕耳鸣、腰膝酸软、脉沉细。

[用法用量]口服，每次3粒，每日3次。

[注意事项]忌辛辣、油腻，禁烟酒。孕妇禁用，产妇慎用。个别患者服药后出现恶心，一般不影响继续服药。

22. 灯盏花素片

[主要成分]灯盏花。

[功能与主治]散寒解表，舒络止痛，活血治瘫。用于脑供血不足，闭塞性血管疾病所致瘫痪，脑出血后遗症如嗜睡，昏迷，失语头痛，大小便失禁，流涎，高脂血症，脑血栓形成，冠心病，心绞痛。

［用法用量］口服，每次 1 片，每日 3 次。

［注意事项］1. 个别患者可能出现皮肤瘙痒，停药后自行消失。2. 不宜用于脑出血急性期或有出血倾向患者。

23. 华佗再造丸

［主要成分］川芎、吴茱萸、冰片等。

［功能与主治］活血化瘀，化痰通络，行气止痛。用于痰瘀阻络之中风恢复期和后遗症，症见半身不遂、拘挛麻木、口眼㖞斜、言语不清。

［用法用量］口服每次 4~8g，每日 2~3 次，重症每次 8~16g，或遵医嘱。

［注意事项］孕妇，脑出血急性期者禁用。中风痰热壅盛证，表现为面红目赤、大便秘结者不宜用。平素大便干燥者慎用，服药期间若如有燥热感，可用白菊花蜜糖水送服，或减半服用，必要时暂停服用 1~2 天。服药期间，忌辛辣、生冷、油腻食物。

24. 偏瘫复原丸

[主要成分] 黄芪、人参、当归、川芎、牛膝、茯苓、桂枝等。

[功能与主治] 补气活血，祛风化痰。用于气虚血瘀，风痰阻络引起的中风瘫痪，半身不遂，口眼㖞斜，痰盛气亏，言语不清，足膝浮肿，行步艰难，筋骨疼痛，手足拘挛。

[用法用量] 每次1丸，每日2次。

[注意事项] 1.阴虚火旺、肝阳上亢者慎用；2.孕妇忌用。

25. 强力天麻杜仲胶囊

[主要成分] 天麻、杜仲（盐制）、制草乌、附子（制）、独活、藁本、玄参、当归、地黄、川牛膝、槲寄生、羌活。

[功能与主治] 散风活血，疏筋止痛。用于头痛头昏，腰背痛，关节酸痛，肢体麻木，筋骨掣痛，中风引起的各种后遗症。

[用法用量] 口服，每次2~3粒，每日2次，15

天为1个疗程。

[注意事项] 孕妇忌用。

26. 中风回春丸

[主要成分] 酒当归、川芎、红花、桃仁、丹参、鸡血藤、忍冬藤、络石藤、地龙、土鳖虫、伸筋草、川牛膝、炒茺蔚子、全蝎、威灵仙、炒僵蚕、木瓜等。

[功能与主治] 活血祛瘀，舒经通络。用于痰瘀阻络所指的中风，症见半身不遂、肢体麻木、言语謇涩、口舌歪斜。

[用法用量] 口服，每次4~6片，每日3次；或遵医嘱。

[注意事项] 孕妇禁用，脑出血急性期患者忌服。

图书在版编目（CIP）数据

家庭预防中风100招 / 姚勤，伍大华主编.彭怡轩
绘图. —长沙：湖南科学技术出版社，2019.8（2020.11
重印）
ISBN 978-7-5710-0086-8

Ⅰ. ①家… Ⅱ. ①姚… ②伍… ③彭… Ⅲ. ①中
风—防治Ⅳ.①R743.3

中国版本图书馆CIP数据核字(2019)第009196号

JIATING YUFANG ZHONGFENG 100 ZHAO

家庭预防中风100招

主　　编：姚　勤　伍大华
绘　　图：彭怡轩
责任编辑：王跃军
出版发行：湖南科学技术出版社
社　　址：长沙市湘雅路276号
　　　　　http://www.hnstp.com
湖南科学技术出版社天猫旗舰店网址：
　　　　　http://hnkjcbs.tmall.com
邮购联系：本社直销科 0731-84375808
印　　刷：湖南天闻新华印务有限公司
　　　　　（印装质量问题请直接与本厂联系）
厂　　址：湖南望城·湖南出版科技园
邮　　编：410219
版　　次：2019年8月第1版
印　　次：2020年11月第3次印刷
开　　本：787mm×1092mm 1/32
印　　张：8
字　　数：100 千字
书　　号：ISBN 978-7-5710-0086-8
定　　价：35.00 元
（版权所有·翻印必究）